がんを生きる緩和ケア医が答える
命の質問58

愛知県ＪＡ厚生連 海南病院 医師
大橋洋平

双葉社

がんを生きる緩和ケア医が答える
命の質問58

目次

がんを生きる緩和ケア医が答える
命の質問58

はじめに

２０１９年8月に、稀少《きしょう》がん・消化管間質腫瘍《かんしつしゅよう》（ジスト）との闘病を綴《つづ》った人生初の著書『緩和ケア医が、がんになって』（双葉社）を刊行して以降、読者の方から様々なご意見を頂戴《ちょうだい》しました。

励ましや共感、もちろんご批判もありました。

すべての皆さんに篤《あつ》く御礼申し上げます。お読み下さって、本当にありがとうございます。

いただいたお声の中には、「○○の時、どうしたらいいのでしょうか?」「○○を思うと不安です」といった、現役がん患者さんやそのご家族からの切実なご質問も少なからずありました。

できれば講演先や勤務する病院などでお目にかかって、直接お答えしたいのは山々なのですが、残念ながら限られた場、限られたお時間の中ではなかなか叶《かな》いそうにありません。

私自身も、命の限りを意識する中で、今を生きているひとりだからです。

ならば、皆さんからお寄せいただいた疑問やご質問に、「医学書」ではなく、「いち緩和ケア医として、また人間・大橋洋平としての想いを込めた本」でお答えしよう。

皆さんに背中を押されるように、昨年末、私は新たな生きる目標を、この２冊目の本の完成に定めました。

しかし、それから２か月後の２０２０年２月以降、新型コロナウイルス感染症が世界中を席巻《せっけん》し、日常風景は一変しました。

外出は制限され、店は次々と閉まり、勤務先の病院も感染を防ぐために神経を尖《とが》らせる毎日。ただでさえ免疫力が落ちている私のようながん患者は、かかったら即重症化する可能性が高いため、厳重警戒を強《し》いられます。

当然、いくつかご依頼をいただいていた講演もキャンセルに。私にとって、がんを生きる今、皆さんとの「出会い」は生きがいそのものです。その生きがいすら奪われ、ものを書く気力が日に日に萎《な》えていきました。

晴れぬ気持ちに重なるがごとく、当時のＣＴ検査もあまりかんばしくなく、肝臓転移も含めたジストの病状は一進一退でした。

腫瘍の大きさや数が変化していない「現状維持」では、決してありません。前回の検査ではっきり映っていた腫瘍がわかりにくくなった一方で、疑わしかった腫瘍がはっきりしてくる・新たに疑わしい影が発生する——。まさしくイタチごっこです。

「もう、何もやってられへんわぁ」

実のところ、やる気も失せかけていました。

そんな矢先、3月末だったでしょうか、一通の手紙が届きました。

子宮《しきゅう》がんの患者さんからのお便りです。一部を抜粋《ばっすい》します。

《なかなか前向きに考えられなくて、毎日どん底な気持ちでいました。

気持ちの変化が出たのは『緩和ケア医が、がんになって』を読み出したのがきっかけです。（中略）『第五章「患者風」吹かせて』の「⑪今やりたいことは、今やる」が一番心に残りました。出会いは大事だと、つくづく思います。

がんになったからこそ、○○病院で先生たち、看護師さんたち、ソーシャルワーカーさんたちに出会うことができました。私にとってはよい出会いです。（中略）毎月入院するのが楽しみなくらいです。

未来は来るとは限らない、本当にそうだと思います。私も、私なりの患者風を吹かせながら治療したいと思います。素敵な本に出会えたから、もっと前向きに考えられるようになりました》

素直にうれしかったです。

彼女が前向きに考えられるようになったことが。

なにより私自身が、このお手紙から生きる力をもらえたのです。気力も戻ってきました。

「よーし、もう一回やったるぞ！」

そして、しばらく開くこともなかった『緩和ケア医が、がんになって』を、もう一度めくってみました。

思い起こせば、この本を出版したばかりの頃は、密《ひそ》かにベストセラーを願っておりました。身の程知らずにも。

しかし改めて読み返すと、「はじめに」で私はこう綴っています。

〈苦しむがん患者さんが数多くいる中、ひとりでもいいので、私の想いを届けたい〉

１００万部の大ベストセラーとはいかんかったけれど、ちゃんと、ちゃんと届いていたんや。

Ｔ・Ｈさん、本当にありがとう。あなたとの出会いに感謝です。

初診、いや初心に返って、皆さんからのご質問に、私なりに懸命に向き合ってみたいと存じます。

なお、痛みや呼吸困難などを緩和する対処法の詳細に関しては、緩和ケアの教科書や医学書に譲《ゆず》るとして、本書では丁寧《ていねい》に触れておりません。データからの根拠に基づいた知見ではなく、あくまでも私個人の「想い」を綴ったものであることをご了承下さい。

「こんなふうに、しぶとく生きているがん患者もおるんやなぁ」

「こんな生き方もあるんやなぁ」

ぐらいな気楽さで目を通していただけましたら、はなはだ光栄に存じます。

第一章

先生、治療がとにかくつらいんです

Q1 想像を絶するきつい治療に心が折れそう……

放射線治療が、想像していた以上につらいです。吐き気止めを飲んでも嘔吐《おうと》が治まらず、髪の毛もごっそり抜けました。転移したがん細胞を退治するために必要な治療だと思って耐えていますが、心が折れそうです。こんな時、何を希望にすれば乗り越えられるでしょうか？
（40代　女性）

A1 「治療を生きる」と考えると、ちょっと楽になります

想像以上のつらさ。そうなんです。がんの治療って、これまで経験したどんな「つらさ」も軽く吹っ飛ばすレベルのことばかりですよね……。

今、私も抗がん剤治療を受けております。飲み薬なので、当初は「注射もないし、入院しなくていいし、外来点滴に時間を取られることもない」と甘く見ていたのですが、それはそれで大変でしたね。

ジストの治療では、基本的に毎日、薬を飲みます。最初はグリベックという薬で、連日飲んで休薬なし。今飲んでいるスーテントは4週間毎日飲んで2週間休む。薬が効いていると判断されている限り、一生続きます。これがけっこうしんどい。永遠にというのがメリハリ感がなくて、きついんです。

副作用が少ないとされるグリベックでさえ、吐き気に苦しめられました。胃切除の影響もあり、食欲が出ない中、すぐ吐いてしまう。白血球や血小板の値も下がる。1日4錠はとても無理で、3錠でした。

肝臓への転移が見つかり、スーテントになって、副作用はさらに強くなりました。1日4錠のところを2錠しか飲めず、何とか効いてくれよと念じつつ飲んでいますが、指の皮膚が硬くなり、力が入りづらくなって、薬を包装から押し出すこともなかなかできません。口の中もただれやすく、口角《こうかく》が切れて痛い。「おー」は言えるけれど、口を大きく開く「あー」が言いづらい。味覚もやられ、からい、しょっぱいがわかりにくくなりました。歯磨き粉までしみるようになり、今はブラッシングだけをしています。おしりの粘膜《ねんまく》も温水洗浄トイレでヒリヒリします。

相談者さんの場合、放射線治療で吐き気が止まらない上、髪の毛がごっそり抜けるとのこと。その大変さは想像を絶します。私には乗り越えられそうにないです。

こういう時、「治療に耐える」という言葉は、けっこう厳しいイメージがありますよね。私にはあまりうれしく思えません。苦しみを乗り越えるパワーがある人は素晴らしいけれど、私はそんなに強い人間ではありませんから。

でも、「治療に耐える」でなく、「治療を生きる」と考えるようになってから、ちょっと気が楽になりました。

治療を生きる。そう、治療を受けられるって幸せなことなのです。

緩和ケア医として、もはや治療を受けられなくなった患者さんをたくさん見てきました。でも幸いにして、まだ私は治療を受けられている。治療を受けられる「今」を生きている。

そう考えると、ちょっと気が楽になるんです。

気が楽になると、少しだけ身軽になって、動きやすくなる。

私の場合は新聞への投稿でした。そのうちの1通が、よもや初めての著書出版につながるとは夢にも思っていませんでした。

どんなささやかなアクションでも、動けばやる気につながります。意外な生きがいを見つけられるかもしれません。思わぬ景色に出会えることだってあるのではないでしょうか。

一緒に「治療を生きて」いこうではありませんか。

Q2 周囲の無理解な言葉に傷つきます

肺がんで闘病中であることを告げると、しばしば「タバコを吸っていたの？」と聞かれますが、私は喫煙者ではありません。父親がヘビースモーカーだったので、受動喫煙が原因だった可能性があり、こうした質問は気分が悪いです。たとえ喫煙歴のある肺がん患者であっても、「吸うんじゃなかった」と、本人が誰よりも後悔していたりします。これは、ある種の暴力ではないでしょうか。誰もががんになるかもしれない時代、闘病のつらさだけでなく、周囲の無理解な言葉が患者を深く傷つけることを、もっと知ってほしい。先生はこういった偏見をどう跳ね返し、どう変えていったらいいとお考えでしょうか？

（40代　男性）

A2 同感！　患者を救うのは「魔法の言葉」より信頼関係

言葉って怖いですよね。受け取る側によっては「暴力」にも「救い」にもなりますから。

応援は、大いにウエルカム。面会・電話・手紙・メール・ファックス、とてもうれしいです。また、誠に恐縮ですが、拙著購買、これもはなはだ喜ばしいです。

――冗談はさておき、ご相談につきまして。周囲の無理解な言葉、でしたね。

相談者さんは、周囲の人に「肺がん＝喫煙者」と決めつけられて、不快な思いをされているんですよね。残念ですが、健康そのものの多くの方にとって、がんはやっぱり他人事《ひとごと》です。人の気持ちを変えることは難しいです。

だから、こういった偏見には正面から受けて立たずに、「考え方、価値観は人それぞれ」ぐらいでかわします、私ならば。跳ね返すほどの力は、もうないので。

私にも、相談者さんと似たようなことがありました。

傷つけられたとまでは言いませんが、そうじゃないんやなぁと感じたものに、「キャンサーギフト」という言葉があります。

直訳すると、「がんの贈り物」、つまり「がんになったからこそ、得られたもの」ということになるでしょうか。

この言葉をかけてくれた方は、私の身を案じて下さったのでしょう。〝悪性腫瘍なるジストという、言わば好まれざる病《やまい》に見舞われても、あなたにはぜひとも前向きに生きてもらいたい〟との思いから出たフレーズだろうと察することはできます。

ただし現時点で私は、ジストをギフト、すなわち贈り物だとは決して思えていません。がんになるのは２人に１人とされる現代でも、できることならば〝ならない〟２分の１の側に入りたかった。がんはやはりもらいたくなかったもの、贈られたくなかったものです。だから、キャンサーギフトは、ありがたいギフトの言葉とはなりませんでした。

というより、大切なのはギフトの言葉なんかじゃない、とハッキリ言えます。

最近、医療者からこのように尋ねられる機会が多くなったように感じます。

「がん患者さんには、何と声かけしたらいいでしょうか？」

キーワードあるいはキーフレーズを教えてほしい、ということでしょうか。がん患者でもある緩和ケア医なのだから……と期待されるのでしょう。

しかし患者の立場から言えば、そんな魔法の言葉はありません。その時の状況や相手との関係で、ガラリと変わってしまうからです。

たとえば、信頼する医者からかけられる言葉と、そうでない医者からかけられる言葉。同じフレーズであっても、こちらが受け取る印象はまったく違ってきますよね。

「一緒に頑張りましょうね」と励まされても、後者であれば、お前なんかと一緒に頑張りたくないよ、しかもこれ以上、何を頑張れって言うんや、ともなりかねません。丁寧な言葉ならマル、ため口ならバツとも限らないものです。

医療者の皆さん。

ただでさえ苦しいがん患者に、「いいこと言わなきゃ」と気負う必要はまったくありません。医療者には、救いの言葉探しに明け暮れるのではなく、患者さんとのよりよい信頼関係を築くことに目を向けてもらいたいです。

これは、医者でもある自分自身への、戒《いまし》めでもあります。

Q3　再発の恐怖に怯《おび》える毎日。もうイヤ！

5年前、大腸がんのステージⅢを宣告されましたが、幸い1年の放射線治療を経て寛解《かんかい》との診断が下りました。ただし、完全に元の健康体に戻ったわけではなく、少し熱が出たり、だるかったりすると「再発」の二文字が浮かび、恐怖と不安で夜も眠れません。

死ぬまで再発の危険に怯えながら暮らしていくしかないと思うとたまらないです。どう考えたら、少しでも楽に生きられるのでしょう？

（60代　男性）

A3　切りがないから、いっそ気楽にいきましょう

再発、恐ろしいですよね。まったく同感です。治まっていたがんが、悪性腫瘍が、再び出現することですから。

私も、最もへこんだのは肝臓転移が判明した時でした。

厳しい抗がん剤治療に耐え、強い副作用にのたうち回ったのも、すべては生きたいがため。なのに、９か月後には肝臓転移。ＣＴではっきりと影が映っていました。

「あぁ……しんどい９か月間の抗がん剤治療は意味なかった」

がっくりきましたね。

もしかしたら抗がん剤をやったからこそ、１か所で済んだのかもしれません。

でも、そこじゃないんです。そう思えば納得できるものでもない。

私自身が、意味がなかったと思っていることが問題なんです。

意味がないって、とても苦しいですよね。

今も、ジストの状況は一進一退です。今まで明瞭だった転移の影が薄まったかと思えば、別の場所に新たに転移や再発の疑わしい影が現れてきます。

今夏、おしりにしこりが見つかりました。病理組織検査の結果が出るまで、生きた心地がしませんでしたね。結局は、転移による腫瘍ではなく、感染性の腫瘤《しゅりゅう》（しこり）と診断されてホッとしましたが、疑り深い私は、今後はどうなるかわからんぞ……と不安を捨て切れていません。

ＣＴ検査を受ける日が近くなると、検査すら受けたくなくなります。検査後も、結果を知るまで落ち着くことができない。切りがないんです。

そんな中、あるジスト仲間から、患者会で声をかけられました。

「大橋さん、転移なんて無くなりませんよ。どんどん大きくならんかったら、どんどん数が増えてこんかったら、それでええんですよ」

そうか！

どんどん大きくならんかったら、どんどん数が増えてこんかったら、それでええ。

それでええんです。切りがないんなら、いっそ気楽にいこうじゃないか。

私よりも病状が悪化している彼の言葉に、今は背中を押されています。

Q4 老父がオムツを嫌がって

がんの終末期に寝たきりになった高齢の父に、やむなくオムツを当てることになったのですが、本人は頑として拒《こば》みました。看護師さんともども懸命に説得し、渋々《しぶしぶ》同意してくれたものの、人生最後に父のプライドをへし折ってしまったような気がして、今でも思い出すと申し訳なさでいっぱいです。

父は、大橋先生のように「患者風」を吹かせられなかった、そう思えてならないのです。

いったいどうするべきだったのでしょうか？

（50代　女性）

Ａ４　可能ならば、ご自身で決めてもらうのがベストです

お父様、オムツを嫌がられたんですね。ジストで入院中、私も本当に憂うつでした。下血が続き、やむなく着けたのですが、当時の排便は軟らかめがほとんどで、時には下痢《げり》。しかも失禁を起こしやすい。そうなると、下着としては使い捨てのオムツのほうが便利ということになりまして。

さらに便を漏らした場合、オムツだとその状態を確認しやすい。たとえばその色や量など。突然の真っ黒い大量下血から手術を経て便の色が黒くなくなるまで、人生二度目のオムツ生活を強いられました。一度目は乳幼児期であり、覚えていません。だ

から今、記憶に残るのは、54歳のオムツ期です。

なぜ、ひとはオムツを嫌がるのでしょうか。

乳幼児期はともかく、大人となった今、オムツの中にそのまま排泄《はいせつ》することは、なかなかできないですよね。羞恥心《しゅうちしん》っていうやつです。誰もがお持ちのはずです。

私はオムツを着けている時、おならと同時に、もしかしたら便を少しでも漏らしたかと思うだけで、すぐにオムツを確認していました。黒い残骸《ざんがい》を。それだけ気になっていました。恥ずかしがっていました。

でも、それまでは、オムツ排泄を強いる側にいたんです。

「気にしないで、そのまま出してもらってええですよ。オムツ着けてますからね」

なんて、平気で言い放っていたんです。

自らがオムツ患者になって、ハッとさせられました。

おいおい、「気にしないで」とはいかがなものか。気になるに決まってるだろう！

本当に患者さんには、しんどいことを強いていたと反省しています。

お父様は相談者さんとナースに説得されて、渋々オムツに同意されたとのことですが、ではいったいどうすればよかったのか。難しいですよね。

よって、「私ならば」ということで、患者風全開でお答えいたします。オムツをするか否《いな》かを、もし自分で決められるならば、決めさせてほしい。その結果、たとえ漏らすことになったとしても。あたり一面を便の海に変えたとしても。自分で決めるということは、〝自律〟に他なりません。この自律が保たれると楽になり、これが失われると――つまり、自律が奪われると苦しくなるのが、人間なのです。

やはりがんで亡くなった樹《き》木《き》希《き》林《りん》さんが、「死ぬときぐらい好きにさせてよ」という名言を遺しておられますよね。これこそが、「自律」の最たるものだと思います。私はまだ生きているけど、好きにさせてもらってますが（笑）。わがままを許してくれる家族には、感謝しかありません。

意識が薄れる・混濁《こんだく》するなど、すでに自分で決められない状態ならば、周りの判断にゆだねられることになります。でも、そうでなければ、できるだけご本人の意思決定を尊重していただくのがベストではないでしょうか。

そのためのサポートは、緩和ケアの医師や看護師など、その道のプロに遠慮なく求めて下さいね。

Ｑ５　顔に残った手術痕《あと》。鏡を見るたびつらいです

顔にできた悪性腫瘍の手術により、顎《あご》に大きな傷痕が残ってしまいました。命が助かっただけでもありがたいのですが、どうしても容姿の変化を受け入れられません。特に女性は治療中の激やせや放射線治療による脱毛など、しんどい思いをする患者さんが多いです。鏡を見るたびにつらくなる私たち女性のがん患者に、何か前向きになれるような言葉をいただけませんか。

（40代　女性）

Ａ５　あなたが生きていてくれることが、私の救いです

かつて、頭頸部《とうけいぶ》がんの手術を受けて、顔の形が変わってしまった女性患者さんが、診察室でポツリと漏らされたことがあります。

「外に出る時はマスクが欠かせません。もし、ひとつだけ願いが叶うならば、前のように素顔で出歩きたいです」

言葉を失いました。当時はただただ、彼女の話に耳を傾けることしかできませんでした。

がんは、程度の差こそあれ、治療の過程において、容姿が変わることを余儀なくされる病です。脱毛、激やせ、むくみ、手術の傷痕——私もそうでした。

おなかには今も、ジストを切除した時の30センチの手術痕が残っています。いまだに入浴時、鏡に映るやせさらばえた体を正視することができません。

でも、相談者さんや先ほどの女性患者さんの苦しみとは比較にならないです。首から下は、服でまだ隠せますから。

軽々《けいけい》に「つらいでしょうね。苦しいでしょうね。お気持ち、わかります」なんて、絶対に言えない。言えるわけがない。わかるわけがないんです。

だけど、これだけは言わせて下さい。

あなたが生きるのを決してあきらめず、勇気を持って手術を受け、過酷な治療に耐えてくれたおかげで、救われている人が必ずいます。

ご家族、お友達、職場のお仲間。私もそのひとりです。

緩和ケア医として、たくさんのがん患者さんを見送ってきましたが、ジストになってからはいっそうこたえるようになりました。

時にどちらが医者なのかわからないくらい、病棟の患者さんに励まされることもあります。患者さんや闘病仲間は、戦友なんです。

戦友を失うのは、つらいです。

あなたが生きていてくれる。そのこと自体が、私にとって救いそのものです。

生きていてくれて、ありがとうございます。

そして、これからも、生きていてほしい。

つらくなったら、いつでも緩和ケア外来にいらして、胸の内を打ち明けて下さい。

私たちは、痛みを取るプロです。いつでもお待ちしております。

Q6 患者会に入りたいけど、勇気がなくて

生来《せいらい》の奥手、しかも仕事が多忙で独り身のまま50の声を聞いた頃、いきなり肺がんを宣告されました。幸い会社の理解を得て、目下治療に専念しています。

家族や友人もおらず、孤独な毎日に耐えかね、せめて同じ病の人とつながりたいと、先日、勇気を振り絞って患者会を覗《のぞ》いてみたのですが、ほとんどが女性や常連さんと思《おぼ》しき方ばかり。皆さん楽しそうに語らっていて、ますます落ち込んでしまいました。こんな情けない私に、何かよきアドバイスをいただけませんでしょうか？

（50代　男性）

A6 無理せずに〝自分本位〟で楽しんで！

頼れる身内が誰もいない。心細いですよね。おひとりでよく頑張っておられると思います。

でも、あなたの応援団はちゃんといますよ！　あきらめることはまったくありません。社会的な制度の活用方法や病室の選定、退院時のサポートなど、病院に常駐する医療ソーシャルワーカーは心強い味方です。きっと的確なアドバイスをしてもらえるはずです。

ひとりだと、経済的な不安もさることながら、体や心の苦しみもこたえますよね。そちらは私たち医療者にお任せを。具合が悪ければ、「痛い！　我慢できない‼」と遠慮なく叫び、弱音を吐いて吐いて吐きまくって下さい。大丈夫、現役がん患者の私もそうしていますから。ここで患者風を吹かせなんだら、いつ吹かせられるんや、ぐらいの勢いで（笑）。

さて、相談者さんは、勇気を振り絞って患者会を覗いてみられたとのこと。ほとんどが女性や常連さんだったとか。私にも経験があります。

患者会というのは、ある意味、おしゃべり会の一面もあります。お互いにつらい思いを吐き出して、生きる意欲を取り戻していく。自然、男性に比べて社交上手、おしゃべり上手な女性が中心になることが多いです。女子会はしばしば聞くけれども、男子会って聞かないですよね。

さらに常連さんが主流を占めているようなところには、確かに私たち男性は入りづらいかもしれません。

人間には、〝群れる〟という習性があります。仲間同士は群れます。仲間だから理解しあえる、仲間だからこそ私のこともわかってくれると期待するからです。患者会はもちろん、事件・事故・災害などの被害者の会や遺族会も同様です。

がんサバイバーと一口に言っても、がんを克服して現在はもう治っている人、現在もがん治療を続けている人、そしてがん治療がこれ以上できない人、さらには終末期の人など様々な病状の方たちがいます。

「ひとくくりにしないでくれ！」

このように毒づきたくなる時さえ、私にはあります。すみません、わがままで。

それでも、患者会で得られるものは確かにあります。

なにより情報。まさしくがんを生きている方たちの現在進行形の情報が手に入るのは、心強いです。

では、どうするか。相談者さんに、３つの選択肢をお示ししましょう。

第一に。そのような患者会、行くのをやめます。入りづらい自分に強いることはありません。無理しない。

第二に。会の誰とも交わることなく、独りぼっちのまま参加します。自分から一切話さなくても、耳があります。様々な情報が聞こえてきますよね。耳学問を学べます、聞いているだけで。

第三に。せっかく参加した患者会、ならば友達をひとり作って帰ります。自分から話しかけて。

今まで知らなかった物や事、そしてなにより未知の人との出会いって、ええもんですよ。心と体の状態に合わせて、ぜひ〝自分本位〟で楽しんでみて下さい。

Q7 患者会で重い症状の人が孤独を深めないためには？

私が代表を務めている肺がんの患者会は、一見元気な方から、症状が進行して階段をのぼるのも大変な方まで参加されています。グループは治療タイプ別に分けているのですが、たまたま軽症の人が多いグループに入られた重い症状の方が、「ここには私の居場所がない」と思い詰められるのではないかと気がかりです。患者会を企画・運営する上で、ギリギリで生きておられる方への気配りとして大切なことや注意することは何でしょうか？

（60代　男性）

A7 まずは参加者それぞれの率直な想いを聴いてみては？

患者会に参加する人々への気遣い溢《あふ》れる相談者さんに、心から敬意を表します。もし私が代表だったら、軽症の方も重症の方も一緒くたにしがちですから。どのような会であれ、そこに参加する人たちは、その立場も価値観も異なり、様々でしょう。それは患者会においても同じです。

私が参加しているジスト患者会（中部ＧＩＳＴ患者と家族の会）では、グリベック治療組、スーテント治療組などと、治療薬によって分かれることがあります。がんが治っている人も、現在治療中の方も、どちらもおられます。

完治しているサバイバーは、並々ならぬ努力と苦労を重ね、大変な闘病生活を乗り越えた方々です。尊敬する一方で、どうしてもうらやましく、時には妬《ねた》んでしまう自分もいます。我ながら嫌な人間です。

しかし、患者会で彼らと話すと居心地が悪くなる――ということはありません。ただしこれも私個人の価値観。居場所がないという思いにとらわれる人もいることでしょう。

まずは、参加者それぞれの想いを率直に聴くことから始めるのがよいのではと思います。聴いてもらうと、患者は楽になるものです。まさしく苦しんでいる時には。見た目では病気とわからないほど治っている方も、ギリギリで生きている方も、それは同じではないでしょうか。いずれも患者さんなのですから。まさに傾聴《けいちょう》が患者を楽にするんですね。もっとも苦しみは、前者よりも後者の方のほうが強いでしょうが……。

ギリギリで生きている患者さんを孤独にさせないためには、よりきめ細かに、丁寧に、その想いを聴くこと。これに尽きると、私は強く考えています。

Q8「がんに効く」サプリや民間療法ってある？

52歳で膀胱《ぼうこう》がんを発症以来、主治医の方針通りに治療を続けています。でも、時折、知人が「がんに効く」と謳《うた》う健康食品やサプリメントを勧めてくることがあり、心が揺れてしまいます。けっこう高価だけれど、「ステージⅣのがん患者が生還!!」なんて体験談を読むと、どうしても気になってしまって。もちろん、病院での治療法を信じてはいますが……、藁《わら》一本にでもすがりたい思いを否定できません。大橋先生は民間療法についてどうお考えですか？

（60代　男性）

A8 患者本人が主体的に望むのならOK。ただし条件アリ

藁にもすがる思い、その通りです。患者にとっては。

がんに限らず、自らが抱える病の治療が難しくなってきた時には、特に。病気を治したい、生きたいからです。

そこでがん患者がしばしば目にする、耳にするものが、民間療法です。

中身がよくわからないサプリメント。ストーン、リングなど身近に置く、身に着けるもの。その他、お祈りや湯治《とうじ》など、枚挙に暇《いとま》がありません。悪性リンパ腫で他界した父は、あるサプリを好んで飲んでいました。抗がん剤治療中でない時に。

ジストを発病するまでは、基本、患者さんには民間療法をやめるようにお伝えして

いました。医学的根拠が公《おおやけ》に示されていないという理由で。
巷《ちまた》で〝医者から見放されたがんが、〇〇で完治した！〟といった話を見聞きしたことはありましたが、あくまでも一個人の感想であり効能・効果を示すものではない。そう考えて、民間療法を勧めていませんでした。

今は、ケースバイケースです。

患者さんご本人が強く望むのであれば、民間療法もＯＫだと考えています。誰かに無理矢理勧められてイヤイヤ渋々とか、「これを飲まなきゃ助からない」と脅《おど》されてではなく、自分には効くに違いないと信じられる民間療法ならば。もちろん、主治医による標準治療を最優先することは絶対条件ですけどね。

なぜ考えを変えるに至ったかは後述するとして、カギとなるのは、「何を、どうやるのか」あるいは「何を体に取り込むのか」という具体的な行為ではなく、免疫力の活性化だと思うんです。

コロナ禍でクローズアップされた、免疫力。リンパ球（白血球の一種）やホルモン、自律神経などが関与しているとも言われます。そしてこの免疫力を維持する、高めるためには、栄養・睡眠・運動・保温などが重要とも叫ばれていますよね。

ただし、いまだによくわかっていないことも多い。人間の体は、まだまだ未知のこともたくさんあるんです。

だから、がん治療の効果がなくなった患者さんに、何らかのメカニズムが働いて、本人の免疫力が飛躍的にアップ。自己治癒力《ちゆりょく》も大いに高まり、がんを消し去った——、ということも、まったくありえない話ではないと、今の私は思っています。

民間療法に関する考えが変わったのは、私自身が病を得て、主治医を信頼することの切実さ、大切さを、身をもって知ったことが大きいかもしれません。

患者の立場で言わせてもらえるならば、信頼できる医者に診《み》てもらったほうが安心できるし、それこそ免疫力が高まって、いい方向に進めそうな気がするんですよね。

それと同じような側面が、民間療法にもあるのではないかと。

たとえば、ある民間療法を「これは効く。自分に合っている」と信頼して受けたら、結果として本人の免疫力や自己治癒力が高まり、治療の手立てが尽きたはずのがんが完治した、ということも、ありえないとは言い切れないと思うのです。

患者さん本人がその効果を信頼して、主体的に望む民間療法であれば、私は止めません。ただしその費用は、ぜひとも庶民感覚でお願いします。ナントカの水1本・数十万円は、どう見ても高すぎる。

私の場合、1回あたりの費用は、福沢《ふくざわ》諭吉《ゆきち》さんおひとりまででしょうか。これを超える民間療法は、今の私にはNGです。

Q9 セカンドオピニオンを受けたいが、主治医に悪くて

抗がん剤治療中の夫の主治医は、まだ若い先生です。初診の時は丁寧な説明をして下さって夫婦ともども感激したのですが、最近は多忙なせいか、5分ほどの診察で済まされることもしばしば。質問しようにも途中で打ち切られてしまい、心が折れそうです。

いっそ別の先生のセカンドオピニオンを受けようかとも思うのですが、やっぱり今の主治医に悪い気がしますし、別の病院にかかったことが知れたら角が立ちそうで迷っています。

（60代　女性）

Ａ９　迷わずGO！　ただしこっそりはNG

セカンドオピニオンは、ぜひ受けて下さい。

今の治療について迷っている、あるいは完全には満足していない。こういう時は、どんな結果になっても悔いが残ることが多いですから、お勧めしたいです。

確かに、かつては「どうしても主治医に言い出しにくい」とか「もし、主治医に知られたら、もう診てもらえないんじゃないか」などとためらう患者さんも少なくありませんでした。

でも、今は制度として確立しているのですから、遠慮なく利用しましょう。

ただし、主治医に内緒でこっそりセカンドオピニオンを求めるのは、やめたほうがいいですね。

セカンドオピニオンとは、直訳すると、「二番目の意見」。主治医に無断で別の病院を訪ね、違う医師にイチから診《み》立《た》てを聞くのは「ファーストオピニオン」となってしまい、また検査を最初からやり直すことになって、二度手間、三度手間になります。体力的にもしんどいし、医療費もバカになりません。

セカンドオピニオンを受けられるのならば、まずは主治医に申し出て、紹介状と資料を用意してもらうことが必要です。

その際、主治医がどんな思いを持つかは、個人差もあるでしょう。

私が主治医だったら、お互いにすっきりして、かえってうれしいです。患者さんが治療に不信感を抱いて疑心暗鬼になっていれば、医療者もよい関係を築くのに苦労するだろうし、患者さんから求めていることを伝えていただけるのはプラスやと思います。

緩和ケア病棟に入った患者さんがセカンドオピニオンを希望されることはまずありませんが、その前の段階――、つまり、治療の手立てをまだ探している時に別の病院でセカンドオピニオンを受け、「こちらでやっても同じ治療になるので、今の病院でいいのでは？」と言われて戻ってくる方もけっこういます。

とにかく受けようか迷ったら、受けてほしいですね。

でも、「5分ほどの診察で済まされることもしばしば。質問しようにも途中で打ち切られてしまう」。これは、しんどいですね。

言い訳になってしまうのですが、医師としても、1時間に予約が6人以上入っていると、じっくりお話を聴くことができなくなってしまいます。ごめんなさい。
「治療について相談したいので、時間を取って下さい」と申し出て、外来の診療時間とは別枠でお願いすることが大事だと思います。30分ぐらい確保できれば、かなり詳しく質問できますね。それすら断るような主治医なら、替えたほうがいいです。

　それから、まだ若い先生だから不安になるというのは、人間として避けられない感覚、価値観かと思います。同じことを言われても、40代、50代のベテランと比べれば、20代の医師はどうしても物足りなく映るものです。医師も人間なので、年月を重ねることで知識や技術が深まることもしばしばですから。もちろん、経験も。

　私も若い頃に、受け持ちの患者さんから「主治医を替えて」と直接言われたこともありました。ショックでしたが、今は仕方のないことやったと思っています。

　自分の命を預けるわけですから、信頼していなかったら成り立たない。信頼していないなら、たぶん治るものも治らない。

　誰に遠慮もいりません。ご自身が納得できる形を取って下さいね。

Q10 主治医が突然転勤!!　ショックです

乳がんを発症以来、４年にわたって親身に診てくれていた主治医から突然、転勤すると聞かされて、動転して診察室で泣いてしまいました。ずっと見守って下さると思っていたのに……。ショックで何も手がつきません。

ただでさえつらい治療を続けながら、今後、新しい主治医とゼロから信頼関係を築けるかどうかも不安です。

医者に依存しすぎだと叱って下さっても構いません。こんな私に、どうかご助言よろしくお願いします。

（40代　女性）

A10 まずは新主治医を信じて頼って。どうしてもダメなら……

主治医の転勤。患者にとっては一大事です。己《おのれ》の命を預けているんですから。信頼している医者であれば、なおさらです。

依存だなんて、そんなこと全然ありませんよ。しごく当たり前のお気持ちです。そう、当たり前なんです。こんな当たり前のことに私が気付いたのは、恥ずかしながらジストを患《わずら》ってからです。発病前にも患者さんに関わっていたはずなのに。医者として大失格です。

私がジストの診療を受けているのは、自宅から最寄りの病院であり、勤務先でもある愛知県弥富市《やとみし》の海南《かいなん》病院です。大量下血で緊急入院した時には消化器内科医・奥村《おくむら》明彦《あきひこ》先生、手術の時には外科医・高瀬《たかせ》恒信《つねのぶ》先生、抗がん剤治療を続ける現在は腫瘍内科医・宇都宮《うつのみや》節夫《せつお》先生。彼らが私の主治医です。

手術前にはセカンドオピニオンの話も出ましたが、すぐさま断りました。彼らを信じて頼っているからです。患者って、主治医である医者をこれほどまでに信頼するもんなんやと、我ながら驚きました。

前著でも触れましたが、内科医をしていた頃に出会った、ひとりのがん患者さんを思い出します。女性のＵさん。三重県内を北に南に西に、転勤で病院を変わる私に呼応するがごとく、彼女は私を追っかけてついてきてくれました。そして、ある病院で最期《さいご》を迎えました。Ｕさんは主治医である私を信頼して慕い続けてくれたからこそ、追っかけてくれたのでしょう。Uさんに心より感謝申し上げます。

しかしながら、患者さんの誰しもが、いつでもそのようにできるとは限りませんよね。むしろ難しいことのほうが多いかもしれません。体力も気力も低下しやすい、現役がん患者の場合は。

では、私ならどうするか。

転勤した元主治医に代わって患者を引き継いだ新主治医を、まずは信じて頼ります。新しい出会いに期待して。それがダメだとわかった時には、さらに新たな主治医を探し求めます。

もしこれもダメなら、何度でも。自らの生死をゆだねる唯一無二の相手ですから。

あらん限りの手を尽くそうではありませんか。

Q11 余命宣告は受けるべきなのでしょうか？

肝臓などに転移したがんの治療を続けてきましたが、残念ながら使える抗がん剤が尽き、主治医から「あと半年」と宣告されました。

私自身は残りの時間がわかったことで、仕事の整理ができたりしてありがたいのですが、やはり家族は激しくショックを受けています。妻や子供の嘆き悲しむ姿を見ると、はたしてこれでよかったのか――、と。

余命告知のメリットとデメリットについて、ご自身も患われている先生はどうお考えでしょうか？


（50代　男性）

A11　余命はあくまで平均値。知って役立つかは本人次第

余命告知の長所と短所、なかなか悩ましいですよね。

まず、受け取り方が人によって大きく違う。相談者さんの場合、残り時間の目安がわかったことはありがたい。でも、余命を聞かされたご家族は嘆き、悲しんでいる。立場によって、大きく異なります。また、相談者さんは「仕事を整理できる」と前向きに受け止めていますが、人によっては「あと半年しかないのか」とショックを受け、

何も手に付かなくなるかもしれません。

人によって様々だから、どれがベストかは一概《いちがい》に言い切れません。

そして、そのように断言できないもうひとつの理由は、「余命は、確実ではない」ということです。

たとえば、がんが転移していたり、使える抗がん剤がなくなったり、足がむくんできたといった臨床《りんしょう》の経過は、事実として説明できます。でも、終末期のぎりぎりの段階ならともかく、「余命半年」とか「三か月」といった数値を正確に予言できるものではありません。あくまでも平均値。多くのがん患者さんからのデータに基づいた推測で、個人差も大きいです。

医師が説明する場合は「こういうデータに基づいて、平均値は半年ぐらいですが、あなたにあてはまるかどうかはわかりません」といった言い方をするのですが、患者さんやご家族は余裕を失っているので、他は吹っ飛んでしまい「あと半年か」ということになってしまうんですね。無理もないことです。

そんな不確実なものですから、私は患者さん本人が聞きたい、知りたいとおっしゃらない限り余命を言うことはありませんし、多くの医師もそうだと思います。

私のジストの場合、データが少ないので、胃がん、大腸がん、肺がんのような5年生存率がどれぐらいといったエビデンス（裏付け）もあまりありません。胃の手術の後、抗がん剤治療をした場合、転移・再発がないまま1年後も生きていられる確率は90％以上と言われていたけれど、転移したので、10％以下のほうに入ってしまった。命のことですから、それは気になります。でも確実ではないから、あまり余命のことを気にしても仕方がない。そんなふうに考えています。

答えになっていなくてごめんなさい。余命告知のメリット・デメリットは本人次第だと、他ならぬ私自身が思っております。

Q12 末期を疑う夫に真実を知らせるべき？

血液のがんで、自宅療養しながら抗がん剤治療中の夫が最近、しきりに「先生から何か聞いていないか」と尋ねてきます。副作用が強く、体力も落ちていることから、自分はすでに末期で、主治医から家族にだけは知らされているのではないかと疑っているようです。

その都度否定しているものの、実は主治医からは私にのみ、「このがんはステージという言い方はしませんが、あえて言うなら、ご主人はステージⅣです」と告知されています。私自身、看病しながら秘密を抱え込むのにも疲れてきました。

今現在、夫はまだ寝たきりなどではなく、体もある程度は動かせます。そんな夫に真実を伝えるべきでしょうか？


（60代　女性）

A12 主治医の話はいいことも悪いことも「一緒に」聞きましょう

おそらく、ご主人にとって気がかりなのはふたつのこと。

ひとつは、自分の状態。体力が落ちて、末期ではないかと不安になっている。そしてもうひとつは、もしや、自分だけが真実を知らされていないのではという疑念です。

これは、とても苦しいはずです。いくらご家族が「隠してなんかいないよ」と否定しても、疎外感や孤独感はなかなか消えないでしょう。ご主人は、これまでの治療の中で、主治医が奥さんにだけ話をしていることがあるのでは、と、うすうす察していたのかもしれません。たとえば、ご本人が点滴をしている間とか。

病状が進めば進むほど、患者の勘は鋭く研《と》ぎ澄《す》まされるものです。もちろん、「隠している」ご家族の心労も増すばかりでしょう。

これからは、主治医の話は、いいことも悪いことも「一緒に」聞く——そう心がけていただければと思います。ご主人の苦しみを少しでも和《やわ》らげるためにも、また、家族が疲れ切ってしまわないためにも、ぜひお願いします。

それとは別に、ご相談内容の中で、医師としてちょっと引っかかったことがあるんですよね。

もしかしたら奥様ご自身が、主治医の〝このがんはステージといった言い方はしませんが、あえて言うならステージⅣ〟との言葉を、末期の宣告のように受け取られてはいないでしょうか。

ステージとは、がんの広がりについての分類で、転移があればステージⅣです。一方、末期は「これ以上の治療ができない」状態。緩和ケア病棟で最期を迎える患者さんの多くは、この「末期」に該当《がいとう》しています。

だんだん動けなくなり、口から食べられなくなったり、話せなくなる方もいます。

特に、全身が弱って、トイレにひとりで行けなくなるのが、末期の目安かと考えています。オムツで用を足すことに心理的な抵抗感が大きく、何とかトイレに行こうとしても、体がふらついて介助が必要になる。これが私の「末期」のイメージです。

ご主人は、動けているし、治療を続けておられるのですから、まったく末期ではありません。ステージⅣと末期は違うということをご夫婦で理解されれば、お互いに気持ちが楽になるのではないでしょうか。

どうか、おふたりで手を取り合って「治療を生きて」いただきたいと思います。

Q13 末期腎《じん》不《ふ》全《ぜん》で透析《とうせき》拒否！ 緩和ケアは受けられる？

腎不全の末期で、主治医から透析を勧められましたが、年齢的にもこれ以上の治療はもはや必要ないと判断し、断りました。すでに家内に先立たれて独り暮らしですし、思い残すところはありません。一人娘も透析拒否を認めてくれています。

ただ先生からは、「透析を受けないと、今よりもっと苦しくなってきます。最初はあなたのように拒否された方も、結局、透析を望まれますよ」と言われて迷っています。このまま透析を受けずに、最期の苦しみを避ける手立てはあるのでしょうか？　また、がん患者さんのように緩和ケア病棟を利用することはできないでしょうか。

（80代　男性）

A13 残念ながら難しいですが、在宅で緩和ケアを受ける手も

ただでさえ苦しい闘病の支えになるのは「自律」。自分で決定ができるということに尽きます。

相談者さんが十分な情報を得て「透析はしない」と選択されたのならば、貫《つらぬ》き通してええんやと思います。同じ立場であれば、私もきっとそうします。

でも、腎不全の状態で透析などの治療を受けないと、体内の老廃物《ろうはいぶつ》を排出できなくなり、だるさ、吐き気、食欲不振、頭痛や息苦しさ、出血といった様々な症状が出て

きますよね。

そうした終末期の体のつらさ、苦しみを緩和ケア病棟で対処できないか、というご質問ですが、残念ながら現在の医療制度では入院することができません。緩和ケア病棟は、治療終了後も完治していないがん患者さんを対象に、体や気持ちのつらさを和らげる治療やケア、リハビリテーションなどを行う施設だからです。

ただし、つらい症状を和らげること（緩和ケア）は、在宅でも可能やと思います。

日本透析医学会も、透析を見合わせた患者さんのケア計画についてガイドラインを設《もう》けています。最近では、在宅医療のクリニックが腎不全の末期患者さんのケアにあたる例も出てきました。

まずは、主治医とご家族を交えて話し合って下さい。結果、やっぱり透析をやってみようと思われるなら、それもＯＫ。透析は見合わせ、終末期にかけてのケア計画を立てた上で、今かかっている病院でできることを考えていくのも望ましい形だと思います。

ご自分の意向を一番に考え、主治医や娘さんと情報を共有して、最善の道を探ってみましょう。大丈夫、自分ファースト・わがままでええんです。患者なんやから、大いばりで。

Q14　生きる意味を見出せない人と、前向きな人の違いは？

子宮がんのステージⅢと診断されて治療中ですが、吐き気や脱毛などの副作用があまりにもきつくて、生きる意味を見出せずにいます。まるでただ、死を待っているだけのような……。私のように沈み込んでしまう患者と、大橋先生のように前向きに行動される方との違いは何でしょうか？

（40代　女性）

A14　余命でなく、「足し算命《いのち》」に切り替えました

まず、先に言わせて下さい。

私が前向きに行動しているかといえば、必ずしもそうではありません。

腹痛、特に右上腹部の痛みに襲われると、気分が落ち込み、やる気も失せます。仕事に行きたくない朝もあります。前向きではありませんよね。私は弱いです。

相談者さんは、副作用がきつく、生きる意味を見出せずにいると言います。まるで

ただ、死を待っているだけのような……と。

生と死は対極にあります。死を待つだけの毎日は、ある意味「死」をカウントダウンする日々ということになります。余命が一日一日と減っていく。あたかも砂漠で飲める水が少しずつ無くなっていくかのごとく。

きっと苦しいことでしょう。生きる意欲も奪われます。生きがい、やりがいも失われます。生きる意味なんて、見出せるはずもない。つまり死を待つだけの毎日は、生きる意味を見出せないものとなるのです。

では、私の場合はどうなのか。

もちろん余命は気になることがあります。がん患者ですから。

あと、どのくらい生きられるのか。

コロナ禍の終息を、はたして目の当たりにできるのか。

でも、余命って、そもそもわかるものでしょうか。いや誰にもわかりません。特に、「私の」余命は。統計上、ジストの余命は示されたとしても。

であれば、余命を気にしても切りがない。

切りがないから、切り替えたんです。

切りがないことはやめようって。

余命を知ることはあきらめました。でも、生きることはあきらめへん。

そこで私は、生きられた日をひとつひとつ数えることにしました。一日一日と。すると毎日が、増えていきます。これだけなんです。「足し算命」と呼んでいます。楽しいですよ。転移があっても、病気が治っていなくても。

ただしこれらは、今の私だから言えることになります。

「今の」と申し上げたのは、動けるし、しゃべれるからです。今後、動けなくなり、しゃべれなくなった時には、どうなるだろうか。見当もつきません。

「まあその時になったら、また考えたらええわ」

今は、こう思っています。このほうが気楽ですから。

Q15 がん保険は入るべき？

テレビで様々ながん保険のＣＭが流れますよね。実際にがんになった時には、どれぐらい役に立つのでしょうか？　先生ご自身はがん保険に入っておられましたか？　興味はあるのですが、毎月けっこうバカにならない金額なので、迷っています。

（女性　30代）

A15 実際すごく助かりました。収入に応じて備えを！

がん保険に入るべきか否か。

実際にその保障を受けた身としては、「入るべき」と言いますか、入っていてよかったし、ありがたかったです。

発病した２０１８年は、ちょうど加入していたがん保険の種類を見直す年でした。10年ごとの見直しです。それもその年の秋に。

当時、すでに個人的な事情によって非常勤となって収入も減っていたため、場合によってはがん保険を解約しようかとも考え始めていたのです。２人に１人ががんになる時代に、己ががんにならない２分の１に選ばれると確信していたかのように。まさに過信ですね。

でも、その矢先にジストを発症。いわゆるがんとは別の分類に入るのですが、立派な悪性腫瘍ゆえ、がん保険が適用されました。

ここでは具体的な掛け金や保障の内容は差し控えますが、入院そして手術、さらに通院での抗がん剤治療と高額医療を受ける中で、がん保険からの保障にはとても助けられました。がん保険に入っていなかったらと思うと、金銭面でゾッとします。

人生、お金がすべてではない。

そうは言うものの、やはり何事においても先立つものは必要です。生きていくために。特に、病が襲いかかってきた時には。

私の加入していたがん保険は、いわゆる医療保険が適用されるがん治療に限られていました。通常は、このタイプやと思います。医療保険が認められない先進医療には適用されませんでした。

先進医療とは、厚生労働大臣が定める高度の医療技術を用いた療養のことであり、よく知られたところだと陽《よう》子《し》線《せん》治療などがあります。費用は患者が全額自己負担することになっています。医療技術の種類により異なりますが、一治療あたり３００万円ほどかかります。

そこで最近は、この先進医療にも対応できる先進医療保障というタイプも出てきました。治療の選択肢が増えるのはうれしいですよね。

何であれ、保険はやはり、まさかの時の備えです。しかし、その治療の可否が己の命に関わるのが、がん保険。個人的にはお勧めします。

もちろん、できる範囲で。

支払うべき掛け金が日々の生活を圧迫するようでは、元も子もないですから。

第二章

現役がん医者はこう考える

Q1 同じ環境でもがんになる・ならないの分かれ目は？

健康に気を遣ってタバコやお酒を一切たしなまないのに、私のようにがんになる人もいれば、ヘビースモーカーで酒豪でも、がんにならない人もいますよね。また、同じ環境で暮らしている家族の中にも、がんになる人とならない人がいます。理不尽《りふじん》だと思いませんか？　いったい何ががんを誘発《ゆうはつ》するんでしょうか。ズバリ本音でお答え下さい。

（50代　男性）

A1 遺伝性の要因はありますが、がんは「さだめ」です

では、リクエストにお応えして、本音でお答えいたします。
がんになる、ならないなんて誰にもわからへんことです。
自分が何かをしたから、してこんかったからといった問題やない。
もちろん遺伝性の要因などはありますが、あえて言えば、その人の「さだめ」やと

私は思っています。

「さだめ」は変えることができません。

でも、苦しみは和らげることができます。

「なんで自分ががんになったのか」と嘆いておられる時って、相当に苦しいです。治療でがんがなくなればいいけど、その確率が低い場合は、特に。

では、どうするか。

少し専門的な話になりますが、私が学んでいた対人援助論に「苦しみの構造」というのがあります。苦しみは、その人を取り巻く客観的状況と主観的な想い（〝こうあってほしい〟と想像すること）や願い、価値観のズレから生じるという考え方です。

たとえば私の場合、肝臓にがんが転移しました。これが、冷徹な「客観的状況」。もちろん、私は「転移なんかしてほしくない、してほしくなかった」。これが切実な「主観的な想い」。冷徹な事実と切実なつらさ。このふたつのズレが大きかったから、すごく苦しかったんです。

苦しみを和らげるためには、このズレを少しでも縮《ちぢ》めるしかありません。

私は自らのズレを縮めるために、こう考えることにしました。

もしもジストではなく胃がんだったら。あれだけの出血があって転移もしている状況を思うと、今、生きてはいないはず。このタイプの胃がんは、抗がん剤もなかなか効かないから。

でも、ジストだったから、抗がん剤のグリベックやスーテントが使えた。ジストだったから、助かっている。しゃべれるし、動ける。まだ余力があるから、自分を変えることができるじゃないか――。

つまり、「転移なんかしてほしくなかった」という主観的な想いを、「ジストを患い、転移した」という客観的状況に近づけて、できるだけ両者がかけ離れないようにしたんですね。そうすることで、初めての著書を執筆する原動力も得られました。

緩和ケア医の仕事は、患者さんの話をじっくり傾聴することにより、苦しみの因《もと》であるズレを縮めるお手伝いをすることです。そのお手伝いこそが「ケア」なんです。

がんに限らず、病はすべて理不尽です。

私も、タバコを吸ったことはありませんでしたし、大酒飲みでもありませんでした。

だけど、ジストにかかってしまった。

本音を言えば、今も悔しいです。なんでオレなんや、と。「あんなに気をつけていたのに、なぜ自分だけが」と嘆く気持ちも、身に染みてわかります。

しかし、それではずっと苦しいままです。

苦しみを和らげるためには、なにより本人の考え方が変わること。緩和ケア医は、価値観の転換を導くプロでもあります。餅《もち》は餅屋、どんどん頼りましょう。

Q2 患者の痛みのコントロールは主治医？　緩和ケア医？

たとえば患者が痛みを訴えた場合、主治医と緩和ケア医、どちらが痛みのコントロールをするものなのでしょうか？　主治医は一番病状を理解しているでしょうし、緩和ケア医は痛みを和らげるスペシャリストです。どちらが主導権を握るのか教えて下さい。

（50代　女性）

Ａ２　基本は主治医ですが、患者との信頼関係がカギです

勤め先の海南病院では、入院治療中の患者さんが痛みを訴えたら、対応するのはその科の主治医。また、治療を終えて緩和ケア病棟に入られていたら、緩和ケア医が担当します。

さらに、通院して抗がん剤治療などを受けながら、緩和ケア外来にもダブルでかかっているというケースもあります。こうした場合は担当医が２人になるけれど、やはり治療するほうの主治医が処方するのが原則です。おそらく、他の病院も同様でしょう。

なぜ、主治医が痛みのコントロールを担《にな》うのか。

実は、痛みに対処する処方は、鎮静剤や医療用麻薬の投与だけではありません。精神科の医師と相談して睡眠剤や抗うつ剤を処方すべきか検討する場合もあるし、外科的な判断が必要なこともあります。

治療の全体像を把握するのは主治医の大切な役割。だから、処方については主治医が一元管理する必要があるのです。

もちろん、私たち緩和ケア医が得意な分野——たとえば医療用麻薬をどの程度使えばいいかといったことは、相談してもらえればアドバイスします。この連携をスムーズにできるかがチーム医療の要《かなめ》です。

ただし、これはあくまで医療者側の論理。患者さんが痛みを訴えた場合、物を言うのはやはり信頼関係です。

もしも主治医よりも緩和ケア医のほうが患者さんとの関係がよければ、どちらが主導権を握るかというのは、あまり意味のないことではないでしょうか。

信頼関係のある医師が薬を処方したら、ひょっとするとプラセボ（効き目のある成分がない偽薬《ぎやく》）であっても痛みが取れるかもしれません。逆に、患者さんが心の中で「コイツの言うこと信用できへん」と思っている医師だったら、医療用麻薬の量を増やしても痛みを取り除けないことだって考えられます。

医者同士の妙なパワーバランスなどにこだわらず、主治医と緩和ケア医が密に情報交換をし合って、今、目の前におられる患者さんの苦しみを和らげていければと願ってやみません。

Q3 転勤が決まった時、患者にどう伝える？

勤務医6年目です。先生の「患者はすごく医者を頼りにするものだ」とのお言葉、自戒《じかい》を込めて噛《か》みしめる毎日です。ただ私も雇われている身、転勤は免《まぬが》れることはできません。いつか来る「その日」のために、先生ご自身がどうやって患者さんに転勤を伝えてきたか、ぜひご教示下さい。

（30代　男性）

A3 後任医師への引き継ぎを共有し、感謝の念を

転勤は、勤務医の宿命ですよね。

私自身も、現在の海南病院に勤務する前は、突然の異動で患者さんに驚かれたり、悲しまれたりしたことが何度もあります。

三重大学医学部を卒業後、附属病院の第一内科に入局した当時、くだけて言えば、

本社である大学病院と、支社である関連病院の間で人事の行き来があったんですよね。医局が「あっち行け、こっち行け」と指示するのが人事異動。本人の意思とは無関係に決められるものでした。

しかも、発表は発令1週間前！　ひどい話ですよね……。

患者さんは2週間に1回か、1か月に1回の受診という方がほとんど。最後の診療で「来月から、転勤で病院が変わるんです」と伝えられればまだましで、挨拶《あいさつ》もできないまま異動してしまう——なんてこともザラでした。ただでさえ体調が悪くて苦しまれている患者さんに、ご迷惑やご心労をおかけしたことを、本当に申し訳なく思っています。

さすがにこれではあまりにもまずいという話になって、ようやく異動発表は半月とか3週間前になったんですが、それでも、患者さんにとっては寝耳に水。転勤を告げるのが最後の診察になってしまうこともよくありました。このこと自体、非常に失礼ですし、最悪、治療に差し障《さわ》ることにもなりかねないと思います。

理想を言えば、せめて最後から2番目の診療までに転勤をお知らせできればよいのでしょうが、現実的には難しいこともありますよね。

でも、たとえラストの診療で患者さんに初めてお伝えするようなことになっても、やり方次第ではスムーズに後任の先生につなげられるはずです。

ここで大事なのは、「診療録の内容を、医師同士だけでなく、患者さんにもきちんと知らせて引き継ぐ」ということです。

たとえば、診療録に薬の変更や検査のタイミング等が記録されていたとしても、患者さんに伝わっていないのは非常にまずい。

「今度来た医者は検査ばかりする」とか、「今まで問題がなかったのに、新しい先生はなんで薬を変えるんや？」となって、イチから信頼関係を築くどころか不信感を増大させる危険もあります。

第一章でも繰り返しお伝えしましたが、治療がうまくいくかどうかは、ひとえに患者と医師の信頼関係にかかっていると言っても過言ではありません。

とにかく最後の診察では、後任の先生に引き継ぐ内容を、患者さんにもできるだけ具体的にお知らせする。そして、自分を頼ってきてくれたことに対する感謝の気持ちを忘れずにお伝えする。この2点が不可欠ではないでしょうか。

医療者としてかくあるべきという姿勢は、もちろん必要です。

しかし、自分が患者の立場だったらうれしいこと、逆にしてほしくないことは何か。できるだけシンプルに考えると、難しい局面も乗り切れるのではないかと思います。

Q4「あなたは助かる。勘だけど」とナースは言うが……

がんで入院して落ち込んでいる時に、ある看護師さんから「あなたなら大丈夫。助かる」と言われました。不思議に思って、「どうしてわかるんですか?」と聞くと、「たくさん患者さんを見ているうちに、勘が働くようになったの」と答えるのです。再手術になった時も、「あなたはきっと、大丈夫ですよ」と断言されました。「ナースの勘」だそうです。

その看護師さんは、私を励まそうと思ってそんなことを言ったのでしょうか。あるいは本当に、医療現場の方は、助かる患者がスピリチュアル的な「勘」でわかったりするのでしょうか? 大橋先生は、ご自身にもそんな「勘」があったりしますか?

(40代　女性)

A4　根拠のない励ましはヘタな気休めより迷惑です

残念ながら、そのような「医者の勘」は私にはありませんし、聞いたこともありません。

もしもそんな特殊能力のある医療者がいるのなら、快復する人・しない人をどう見分けるのか、ぜひ具体的に教えてほしいものです。

「なんとなくわかる」ではなく、患者さんに「なぜわかるのか」はっきり理由を言うべき。それができない＝根拠がない励ましは、ヘタな気休めより迷惑ですね。

2年前、大量下血で病院に駆け込んだ時、もし最初に、「あなたはきっと、大丈夫ですよ」と言われていたならばどうだったか。明らかにがんだとわかるのに、安易な励ましをされても、何の救いにもならなかったはずです。

むしろ私が気になるのは、看護師さんの内面の葛藤《かっとう》のほうです。相談者さんが落ち込んでいるのを何とか励まそうとして、よい言葉が浮かばず、苦しんでいたのかもしれません。

緩和ケア医による傾聴は、患者さんだけでなく、こういった医療の最前線で闘い、悩んでいる方にも有効です。

ひとりで抱え込まず、気軽に緩和ケア医を頼ってほしいですね。

Q5　「がん以後」の職場復帰。障害はあった？

乳腺《にゅうせん》がんで入院・手術し、退院後は放射線治療をしながら社会復帰を目指しています。でも、私の職場ではこれまでがん治療をしながら働いた人がおらず、通院による早退など、認めてもらえるかどうか……。生活がかかっているので、仕事をやめることは絶対にできず、不安で仕方ないです。

先生も職場に復帰される時に、障害というか、壁のようなものを感じられましたでしょうか？　がん患者が仕事を続ける上で、どのように周囲の理解を得るべきか、アドバイスをお願いします。

（40代　女性）

A5 障害はなかったけれど、元通りとはなりませんでした

私が本格的に職場に復帰したのは、ジスト切除の手術から3か月の自宅療養を経た後のことです。胃を切除し、消化液が逆流し続ける状況は続いており、すでに40キロ近く体重も減っていました。

「えっ？　そんなに早く!?　大丈夫やったんですか？」

と驚かれる方も多いでしょうね。

前章Q15でも触れた通り、当時、すでに私は非常勤医師の身分。家族を養うため、また抗がん剤代を稼ぐためにも、なるべく早期に復帰したかった。家でじっとしていても、治るわけではないですし。

なにより、仕事がしたかった。人間大好きな私にとって、人と出会い、触れ合える医師の仕事は生きがいやったんです。

本当にまた働かせてもらえるかどうかは、直前まで正直不安でした。幸運にも、復帰に際して障害などを感じたことはなかったですが……。

相談者さんの職場は、がん治療をしながら働いている方が、今までおられなかった

のですね。確かに、治療との両立は気がかりでしょう。

でも、くどいようですが、今や2人に1人ががんになる時代。しかも治療法の向上で、生存率はかつてとは比ぶべくもないほど上がっています。しかも、超高齢化社会で就労人口もどんどん減っている。治療しながら仕事に復帰できるがん患者さんも、立派な戦力のはずです。

とはいえ、どのぐらい事態を理解しているのか読めない職場の方に、いきなり相談するのも得策ではないかもしれません。こんな時こそ、医療ソーシャルワーカーの出番です。場合によっては、労働・社会保険のスペシャリストである社会保険労務士（社労士）と連携し、より職場復帰しやすい状況を作ることも可能やと思います。どうかあきらめないで。

ですが、病の前とまったく同じ勤務ができるかというと……、そちらは残念ながら、あきらめなければならないかもしれません。

私自身、緩和ケア病棟への入院を考えている患者さんや家族と面談したり、パソコンで入力したりといったことはできますが、病室を回ったり、部屋を移動したりする動作は一段と緩慢《かんまん》になりました。常勤の時と比べると、仕事量は半分以下に減らしてもらっています。以前のようにはとても活動できない体にもかかわらず、勤務の機会を与えてくれる海南病院には、ただただ感謝あるのみです。

先日も、かつては私の主治医、今は病院長である命の恩人・奥村明彦先生から、「先生の力は必要です。できる範囲でやって下さい」と声をかけてもらい、うれしくて涙が止まりませんでした。

ただし、新型コロナが蔓延《まんえん》するこのご時世、どの病院も経済的に大きな打撃を受けているはず。リストラは常に覚悟しています。いや、リストラまでいかずとも、日雇い的な部分もある非常勤の身。手当減は大いにありえるでしょう。そうなると、高額な抗がん剤治療に影響が及ぶのは必至。

自身の体調への不安。先行きの不安。気がかりを数え上げたら、切りがありません。

切りがない時は、そう！　切り替えるに限ります。

たとえば体調が悪い時、どのように仕事と向き合うか。

極めてシンプルですよ。仕事を控えます。無理をしない。

無理した結果、私の生きがいである仕事ができなくなったら、元も子もありませんから。

体調と生きがいに相談しながら、仕事と向き合っています。
生きがいは、ちょっとした不調も吹き飛ばしてくれます。
もしかしたら、抗がん剤に負けず劣らず効いているかもしれません。

Q6 痛い時、つらい時の乗り越え方は?

先生は手術後、消化液が逆流し、一晩中洗面所で過ごしたり、横になって眠れずに苦しんだそうですね。また、抗がん剤が強すぎて、激しい副作用にも悩まされたとか。今、まさに私がその苦しみのただ中にいます。痛い時、つらい時の先生の乗り越え方を教えて下さい。

(50代　男性)

A6 医師やナースに、存分に弱音を吐きます

痛い、苦しいって、本当にきついですよね。この思いをどこにぶつけたらいいのかとため息が漏れます。

そう、いったい、どこに？　どこにぶつけていいのかわからないのも、苦しいんです。

だって、私たち患者は、ただ苦痛や悲しみを叫びたいわけじゃない。このやり場のないつらさを聴いてくれる人がほしいんですから。

私だったら、できれば信頼できる人に聴いてもらいたい。

中には家族を挙げる方もおられるでしょう。

でも、実際は家族に聴き役を頼むのは酷《こく》かもしれません。もしかすると、家族は患者以上に苦しんでいるかもしれないからです。愛する身内がのたうち回っている姿を目の当たりにしても、何にもしてあげられない、と。

「私は、何もしてやれんくて……」

緩和ケア病棟に入院している患者さんのご家族は、よくこう口にします。家族は第

２の患者と呼ばれるゆえんです。

ここで登場してくれるのが、医師やナースなどの医療スタッフです。

彼らにあなたの痛み・苦しみを叫んで下さい。思いっきり、あらん限り。

まだ信頼関係が築けているとは言い切れなくても、ええんです。まずは周囲の医療者に叫ぶことから始めませんか。結果、相手の医療者を信頼できるようになることもあるはずです。後のことは、また後で考えればええんです。

そもそも、がんになること自体、事前に予想できているわけじゃありませんよね。さらに想定外の痛み、苦しみがやってきているんです。その時その時、できることをやればええじゃないですか。

がん患者なんやから、痛いのも、苦しいのも当たり前。私もつらい時は、主治医やナースに思いっきり弱音をぶちまけています。

ただ、最近は体に力が入らないので、叫んでいるつもりが、つぶやきになっちゃうけれど。

Ｑ７　病気になって死に対する考えは変化した？

尊厳死や安楽死など、世の中には様々な「死」に関する価値観があります。「しぶとく生きる」ことを標榜《ひょうぼう》されている先生にお伺《うかが》いするのは失礼かもしれませんが、健康な時と病気になってからでは、死に対する考え方は変わりましたでしょうか？

（70代　女性）

Ａ７　変化はしませんでしたが、免疫はついたかも

結論から申し上げると、がんになる前となった今とで、死に対する考え方自体に変化はありません。

たとえば、人は死んだらどうなるのか。

死んだら私はどこへ行くのか。

がんになる前から漠然《ばくぜん》と考えていたのは、「きっと、天国や浄土と呼ばれるような

世界に行くんとちゃうかなぁ」ということです。もちろんこれは、何かの宗教や信仰に基づくものではなく、私個人の死生観にすぎませんけど……。

その「世界」で私は、己の姿を何歳でも縦横無尽《じゅうおうむじん》に変えられます。死亡した年齢は言うまでもなく、それ以前の年齢の姿、そして享年《きょうねん》より先の生きていたかもしれない年齢の姿――という具合です。ある種のパラレルワールドと申しますか、どの年齢にもなれてしまう。肉体としての姿かたちは消えて、魂《たましい》だけが生きているという考え方と似ているかもしれません。

これは私の姿に限ったことではなく、先立った人たち、後から旅立つ人たちにもあてはまります。

78歳で亡くなった父は、そのままの年齢でもいられるし、左足を痛めて歩行困難を強いられる前なら、35歳より若い姿でしょう。妙な言い回しになりますが、死後も年を取っていれば、２０２０年なら85歳という形になります。すなわち何歳の自分にもなれるし、どの年齢の他者とも再会できるというわけです。

やっぱり死ぬのは怖い。

でも、こんな世界を想像すると、なんだかホッとする。

この考え方は、一貫しています。

強いて言うなら、発病後は「いよいよ〝次〟の世界が近づいてきたなぁ」という思いが強くなりました。遠くにあった死が、近づいてきた実感があるというか。

偉そうに死生観を並べ立てましたけれども、死についてはどうにもわからないことだらけです。

わからないという思考は、不安や恐怖をもたらします。その結果、苦しくもなりますよね。

これまでさんざん、「気楽にいきましょう」なんて繰り返してきてナンですが、死ぬのはご免です。家族や友人との別れは寂しいですし、今、やろうとしていること、やれていたことができなくなれば悲しいです。

ただし、病を得たことで、死に対する覚悟は少なからずできつつあるような気がしています。

場面場面で、私は腹を括《くく》ってきました。

大量下血で緊急入院した時。ジストの大きさが約10センチもあると示された時。手術後、高熱が続いた時。病理検査の結果、ジストの悪性度が極めて高いと診断された時。以前のように食べられず、体重を40キロ以上失った時。9か月に及ぶしんどい抗がん剤治療を頑張ったにもかかわらず、ジストが肝臓に転移した時。

いずれも、死ぬほどしんどかった。

でも、まだ、死んでない。生きてます。

死の苦しみに対する免疫が、ちょこっとはついたかなって思ってます。

Q8 今なら絶対しない、患者に対するかつての言動は？

ご自身ががんになられたことで、「今だったら絶対にやらない」と思われる、かつての患者さんへの態度や行動はありますか？

（70代　男性）

A8 入院を直談判した患者家族の切実さを理解できませんでした

4、5年前のことやったと思います。

当時も緩和ケア病棟を希望される患者さんは非常に多く、時には数か月の順番待ちという状況でした。

特に、外部の病院から入院を検討される方は面談日が限られており、さらにお待たせすることも。残念ながら、間に合わなくなるケースもしばしばありました。

そんな折、ある患者さんのご家族が、外来受付に「もうこれ以上待てません。少しでも早く予約を入れてくれませんか」と直談判に来られたのです。

直談判って、よくよくのことです。

追い詰められた様子のご家族に、応対した病棟の看護師が「面談予約だけでも、すでに数週間先まで満杯《まんぱい》で、早めることは難しい」と説明したところ、肩を落として帰られたそうです。

後ほど看護師から報告を受けた私は、「それでええよ」と返事をしました。公平性を考えれば、直談判に来られたからといって優先するわけにはいかない。それが病院として、医師として当然の対応やと思っていました。

でも、そうやなかった。間違ってました。

がん患者になった今、当時のことを振り返ると、胸がしめつけられるような痛みを覚えます。なぜ、どこかで時間を作って、何とか面談を早めようとせえへんかったんや。今だったら、決してそんな心ない対応はしないだろうに。

苦いものがこみ上げます。

たとえ面談を早めても、その患者さんが結果的に入院できたかどうかはわかりません。でも、門前払いしてしまうのと、お話を伺ってから判断するのとでは、ご家族の印象はまったく変わったことでしょう。そこに思い至れなかった自分が情けない。まったく他人事やったと、悔やんでも悔やみきれません。

患者になったことで、医者として初めて見えた大切なことのひとつです。

Q9 看護師です。患者さんにうまく言葉がかけられません

子供の頃から憧《あこが》れていた看護師になって3年たちます。普段は問題なく患者さんとコミュニケーションできるのですが、苦痛に呻《うめ》いておられたりするとうろたえてしまい、うまく言葉をかけられない自分が情けなくて……。

先生はご自身が苦しい時、どんなふうにナースに接してもらうとうれしいでしょうか？


（20代　女性）

A9 シンプルに「どうされましたか？」で十分です

初志貫徹、憧れの看護師になられたんですね。素晴らしい。消去法で職業を選ぶような、どこかの誰かさんとは大違いです。このことだけでも、あなたを尊敬します。

さて苦しい時、どんなふうにナースに接してもらうとうれしいか。

そうですね……、私の場合は主に3つありますね。

ひとつは、手助け。

たとえば術後、寝返りが打てない時に介助してもらったり、検査室への自力での移動が困難な時に、車いすに乗せて連れて行ってもらったり。こういう時の看護師さんは、地獄に仏。大げさでなく、神様に見えます。

もうひとつは、手当て。

「痛い」という訴えを真摯《しんし》に受け止め、痛み止めの薬を準備してくれる。また、痛みのあるところに手を当ててくれる。この「手当て」って、じわっとあったかくて、どんな薬よりも心強かったりするんですよね。

そして、最後に「言葉かけ」。

相談者さんは、これが苦手なんですね。うーむ……。

患者の立場で言えば、できることならナースにはうろたえることなく声をかけてもらいたい。しんどい時は、特に。なぜならば通常、患者が苦しんでいる時、真っ先に駆けつけてくれるのは看護師さんだからです。私も入院中、肌で実感しました。ありがたかった。

言葉かけというと、何かマニュアルのような単語や言い回しを想像する人もいるかもしれません。しかし、第一章のＱ２でもお答えしたように、患者さんの心を一気に救うような魔法の言葉は、この世のどこにもないのです。キーワードは、あくまでも信頼関係ですね。

ただし、ここで申し上げる患者さんと医療者の信頼関係は、決して双方向ではありません。

主役は、患者さんただひとり。

患者すなわち相手に「この人ならば、私の苦しみをわかってくれる」と心から信頼されること。それに尽きます。看護師であるあなたが、患者さんのことを「わかる」ことではありません。むしろ、患者さんの気持ちを「わかったつもり」になるのは危険とも言えます。

「わからない」以上、やはり丁寧に患者さんの苦しみや想いを聴くことが求められます。まさに「傾聴」ですよね。

たとえば、

「看護師さん。私全身にがんが転移してしまって、もう死ぬしかないなぁ」

と話しかけられたら、

「全身にがんが転移してしまって、もう死ぬしかないなぁって思われるんですね」

などと、穏やかに聴いてみて下さい。

言葉をかけるのではなく、「聴く」のです。すると、患者さんは話がしやすくなります。

「そうそう、でも死んだらどうなるかなぁ」

「死んだらどうなるかなぁって、思うんですね」

——といったように、粘り強く聴くことです。

無論、必ずしもこんな展開になるとは限りません。しかし、この「話がしやすくなること」が重要なのです。ぜひ試してみて下さい。余計な言葉は不要です。

ただし、当たり前ですが、痛みで話ができないほど苦しんでいる時には、傾聴は後回しです。まずは痛みを取ることを優先して下さい。

第一声は、

「どうされましたか？」

これで十分ですよ。

あなたがオロオロするのは、必要以上に気負っているからかも。自分ひとりで何とかしようと焦らず、まずはシンプルに相手の状態を聴いてみて下さい。

患者さんは、きっと何か返してくれるはずです。

「腹が痛くてたまらん」「胸がギュウッと苦しい」などと。

どうです？　これならできそうでしょう？

いずれにしても、「この人ならば、私の苦しみをわかってくれる」と思ってもらえる信頼関係を日々の傾聴でコツコツ築いていくことが、いざという時に物を言います。

普段は問題なく患者さんとコミュニケーションがとれるあなたならば、きっとできますよ。自信を持って！

Q10　先生にとって「キャンサーギフト」とは？

医大付属の病院で勤務医をしています。

がんになったからこそ得たものを「キャンサーギフト」と言いますよね。

大橋先生にとって、キャンサーギフトは何でしたか？

（30代　男性）

A10 一《いち》期《ご》一《いち》会《え》ならぬ「一期二《ふた》会《え》」の出会いです

第一章のQ２でも触れましたが、私、実はキャンサーギフトという言葉がちょっと苦手でした。

がんを克服し、乗り越えた人ならいざ知らず、今も苦しみを抱えながらがんを生きる人たちや、もう治療が無理となった人、さらには終末が間近の人にとっては、なかなかギフトとは思えないでしょう。

このフレーズに対する抵抗感が薄れたのは、肝臓転移から半年余り過ぎた頃でしょうか。発病から、実に1年半後。それぐらい時間を要しました。

現在でも、キャンサーであるジストを、ギフトだとは決して思えていません。体から消えてほしい、消し去りたい悪魔です。魔物です。贈り物ならば消し去りたくはならないですよね。

ただし、ジストを生きる中で、うれしい・喜ばしい・ありがたいものを少なからず頂戴したこともまた、事実です。

その筆頭格は〝出会い〟です。

私の闘病を知り、気遣ってくれる再会があります。小中高大の同級生などから。数十年ぶりということもあります。ありがたい。半世紀あまり生きてきた中で、初めての出会いもあります。まさに今、この本を手に取って下さっているあなた！　うれしいです。心より感謝申し上げます。

初会であれ、再会であれ、これっきりではとても寂しい。

だから、また会いたい。再会したいと強く願う今日この頃です。

一期一会ならぬ「一期二会」です。一生に一度きりではなく、二度目も会いたいから、二会というわけです。

これらの出会いは、私にとってはこの上ない応援です。生きる力となります。私の生きがいです。

〝出会い〟に勝るキャンサーギフトは、今のところ他にはありません。

Q11 お金や家族の有無が治療に影響するなんて……

自分の意思で、どんな治療を受けるか決められるのが一番理想的ですよね。でも実際問題、お金がなかったり、家族がいないなど社会的な背景によって左右されてしまう気がします。ここでも格差が広がっているのかと切なくなります。こうした背景に影響されずに、最後まで自分の意思に添った治療を受けるためには、どうしたらよいのでしょうか？

（30代　女性）

A11 どんな背景にも揺るがないのは〝生きたい想い〟だけ

正直に申し上げます。

もしも私にお金がなく、家族もいなかったら、手術から入院、その後の治療に至るまで、現状とはまったく違ったと思います。大きな影響を受けたことは必至やと。

幸い今現在、自律が保たれているのは、お金や家族あってのこと。相談者さんの

「自分の意思で、どんな治療を受けるか決められるのが一番理想的」とのご意見に全面的に賛成です。

ただし残念ながら、いざ患ってみると、思い通りにいかないことばかり。私もそうです。なぜならば、自分で決める「自律」と、こうありたいという「願い」は、必ずしも一致するとは限らないからです。

たとえば、高額療養費制度を利用したとしても、上限額まで支払う義務は生じます。１か月５万円以上かかることだって珍しくありません。

生活費以外で毎月５万円かかるとしたら、決して楽ではありませんよね。このため抗がん剤をあきらめる患者さんもいるはずです。我が家もなかなかに苦しいです。また、終末が近づき、自宅での生活を望んだ場合でも、天涯孤独ゆえに在宅治療をあきらめる患者さんもいることでしょう。

経済格差が医療格差をそのまま反映している例も、たくさん見てきました。ウィズコロナの時代、ますますその差は広がる予感もしています。最後まで自分の意思に沿った治療を受けるのが難しいケースも増えるかもしれない。がんを生きる者として切ないです。

もしも私にお金がなく、家族もいなかったとしたら。がんを治すことはあきらめて、がんを生きます。受けられる訪問看護・訪問介護などの医療サポートを最大限利用しながら、最後まで自宅生活を続けると思います。現実的には極めて難しいでしょうが、やれる中で生きます。「お金も家族もなく、自分の望む治療が受けられない」という客観的状況と、「どうあっても生きていきたい」という主観的な想いを近づけるために、「どこまでやれるか」「どんなことが自分にはできるか」を探す。それがどんなにちっぽけなことであったとしても、ひとすじの光となるのです。きっとそのことで苦しみは和らげられる。本当に、ささやかなことでいいんです。

もしも、どんな背景にも影響されないことがあるとするならば、それは〝生きたい想い〟だけです。

状況がどうあれ、私は生きていたいし、生きていきたい。たとえ絶望の淵《ふち》に追いやられたとしても、何か希望を必ず見つけ出します。と言うよりも、見つけ出したいです。何とかして、生きる希望を。

苦しみに雁《がん》字《じ》搦《がら》めにされた時こそ、ちっぽけな、些《さ》細《さい》な願望で構わないから、自分だけの光を見つけたい。泥臭くても、よろけながらでも、地べたを這《は》いつくばってでも、とにもかくにも生きたいです。「しぶとく生きる」ことを考えます。

この想いは、何人《なんぴと》といえども侵すべからざるものだと、私は確信しています。

Q12 患者で医者の先生にとって「理想の病院・医者」とは？

患者であり、医者でもある先生。どちらのお立場から見ても「これぞ理想！」と思えるような病院や医者を、患者風全開でわがままに教えて下さい。

（50代　女性）

A12 健《すこ》やかなスタッフと「二刀流」の医者は最強です

現役がん患者の私にとって、最高の病院は、勤め先でもある海南病院です。あっ、宣伝ではありませんよ（笑）。

何と言っても、深く信頼する主治医がいるから。

患者が信頼できる病院、医者が一番の理想です。だから、喜んで通っています。

では、医者の立場から見た、「理想の病院・医者」とは？

申すまでもなく、病院は医者や医療スタッフのためのものではなく、患者さんのための施設です。でも、患者さんを助けるためには、スタッフが健やかでないと始まりません。

自分がヘトヘトな時、苦しんでいる人を助けられますか？　まず無理やないでしょうか。

いい病院の絶対条件は、「スタッフが身も心も疲れ切っていない、苦しんでいないこと」。これを真っ先に挙げたい。そういう病院のスタッフは、笑顔が多いはず。

始終仏頂面《ぶっちょうづら》の医師やナースに怯え、患者さんが聞きたいことも聞けないような病院は、ちょっと御免こうむりたいですよね。免疫力もなんだか落ちそうです。病院は夜勤など激務のある職場でもあり、仏頂面も無理もない部分があったりするのですが……。失礼、これは医療者目線ですね。ごめんなさい。

でも、医療者も人間です。時にはしんどいことだってある。

特に、頑張っている医者ほど、患者さんの容体が悪化して治療の手立てがなくなると燃え尽きてしまいがちです。「もう助けてあげられない。どうしよう」と追い詰められてしまうんですね。

そもそも、医学部志望の学生は「病気を見つけて、必ず治す」という志《こころざし》を持って入ってくることが多い。

英語で言えば、治すこと＝キュアです。

無論、それはとても崇高《すうこう》な志です。

でも、哀しいかな、「キュア」だけではどうにもならないこともある。

私にとっての理想の医者は、「キュア」だけでなく「ケア」、言わば心の手当てもできる人です。

代表的なケアの技術が、すでに何度かお話ししている傾聴です。患者さんの苦しみを丁寧に探り、和らげていくスキルです。

治療と、治療が難しくなった時の対処。どちらもこなせる「二刀流」の医者は、簡単に燃え尽きたりしません。病院にとっても、スタッフが減るのは死活問題です。おそらく、スタッフが仏頂面でつっけんどんな病院は、人手が激しく足りていないケースも多いのではないでしょうか。

もちろん、二刀流の医師など、そうそういるものではありません。その場合は、院内に治療以外の対処に長《た》けた緩和ケア医がいれば十分です。

治療医はキュアに専念し、手立てがなくなった時は緩和ケア医に任せる。あるいは傾聴のできるナースなどスタッフに任せる。

患者を助け、痛み、苦しみを和らげる。それによって、スタッフ自身も燃え尽きることなく、心身ともに健やかに仕事に打ち込める。それが理想の病院ですね。

一日の間でも、患者さんにはいろんな思いがめぐってきます。

入院中、個人的につらかったのは夕方でした。そんな時、話を聴いてもらうと、それだけで患者はホッとするものです。

緩和ケアチームは、緩和ケア医、看護師、臨床心理士、薬剤師、栄養士など多くのスタッフが関わります。患者さんによっては「主治医以外は来てもらわんでええ」と断ることもあります。私も、弱っている時は多くの人に来てほしくなかった。そのあたりを汲《く》んでくれる病院は「ええなあ」と思いますね。

ちなみに、緩和ケアチームの出動を依頼するのは主治医です。

ただ、それを患者さんに言えない人もいる。ここだけの話、医者ってけっこうカッコつけたがるタイプが多くて（笑）。負の部分を見せたくない、というか。弱い部分をさらすことに慣れていないのかもしれません。

できることはできる・できないことはできないとはっきり示せる医者を、私は心から信頼します。

これは、いわゆる丸投げとは違う。

「大切なあなただから、できる相手にゆだねる」

ちゃんと説明されれば患者さんは納得し、主治医に見捨てられたとは思わないはずです。

第三章

家族にこそケアが必要

Q1　闘病中の我が子から「私、死んじゃうの？」と聞かれて

小児がんで長期入院中の10歳の娘がいます。つらい治療も笑顔で耐え、わがままもあまり言われた記憶がありません。

その娘がある日、ふとした拍子《ひょうし》に、「私、死んじゃうの？」と尋ねてきました。とっさのことだったのでどう答えていいのかわからず、「先生もよくやって下さるし、大丈夫だよ」と口にするのが精いっぱいでした。

「そうだね」と短く応じた娘が心から納得しているわけではないのは、親の私が一番よくわかっています。同じ病気で入院していて仲良くなった子が、治療のかいなく何人か亡くなっているのを、娘は知っていますから。

こんな時、親としてはどんなふうに答えてあげるべきだったんでしょうか？

（40代　男性）

Ａ１ お子さんであっても大人であっても、答えはひとつです

可愛いお嬢さんからこんな台詞《せりふ》を聞かされたら、どんな親御さんでも胸がしめつけられますよね。わかります。これはつらい。

でも、いったんその感情はおいて、ここは緩和ケア医としてお答えします。

たとえ10歳の女の子であっても、40代の働き盛りの男性であっても、「私、死んじゃうの？」と聞かれた時の緩和ケア医・大橋洋平の返答はただひとつ。

「死んじゃうって、思うんですね」

です。

これでは答えになっていないじゃないか。そう怒る方もおられるかもしれません。

でも、究極それしかないんです。あえて答えない。〝正解〟を言おうとしてはいけないんです。

そもそも、正解って何でしょうか？

かつては私も、正解を言わなくてはと、もがき苦しんでいた時期がありました。

ある時、患者さんに「もうオレ、死ぬんや」と言われたんですね。

きっとこの方は、まだ死にたくない。でも、客観的な状況＝病状は、それを許すような生易《なまやさ》しいものではない。これまでのご質問でも何回か触れましたが、その気持ちと客観的な状況がズレていればいるほど、つらいんです。

だから私は、こういう時は「共感」が一番効く、それで二重丸やと思って、「おつらいんですね」と声をかけたんです。そしたら「先生、オレつらいんやない。悔しいんや！」と吐き捨てられてしまって。

ショックでずっと考え続けて、あ！　と気付きました。

「つらい」と「悔しい」、どちらもネガティブな感情を示す言葉だけれど、彼にとっては全然違う意味のものやったんです。それを、私は一方的に「つらい」はずだと決めつけて、共感したつもりでいた。その方が「つらいんやない。悔しいんや！」と言い返してくれなかったら、間違いに気付かなかったかも。今でも感謝しています。

では、なぜ、「私、死んじゃうの？」という問いに対する答えとして、「死んじゃうって、思うんですね」がベストだと考えるのか。それは、これこそが傾聴の最たるものだからです。

こちらから余計なことは一切言わない。ひたすら相手の口から出てくる言葉に集中して、返していく。ただし、ただのおうむ返しではありません。その方を取り巻く客観的な状況と、かくありたいと願う気持ちのズレを縮めるべく、何が価値観転換のポイントになるのかを見極めて、的確に言葉を返していくのです。カギになるひとつは、繰り返し出てくるフレーズです。

　ちょっと難しいですね。ＮＧな実例を挙げてみます。

「私、死んじゃうの？」
「死んじゃうと思うぐらい、つらいんだね」

　この答えでは、「つらいんだね」という聴き手の見解を押しつけてしまって、患者さん自身に考えさせるような受け答えになっていません。先ほど挙げた私の失敗と同じ過《あやま》ちを犯してしまっています。

　でも、「死んじゃうと思ってるんだね」と応じることで、患者さんは自分で考えるようになる。「そうか。死んじゃうと思ってるんだ、私」と。

　そこで、さらに「死ぬと、どうなるのかな？」と問われたら、「死ぬとどうなるのかなって思うんだね」って返します。そして、次の言葉をひたすら待つ。聴く。

傾聴を重ねた結果、患者さんが、「結局、死んでどうなるかなんて、わからないですよね」と、自分から答えを導き出したりする。その時点で、「私、死んじゃうの？」という当初の不安や苦しみは、かなり和らいでいるはずなんです。

10歳の女の子であっても、57歳の緩和ケア医であっても、答えは自分自身の中にしかありません。しかも、この「内省」や「内的自己の探求」はひとりではできない。必ず誰かの手助けが必要なんですね。

ならば早速、傾聴のスキルを身に付けて、娘さんのためにひと肌脱ごうと思われるかもしれませんが、残念ながらご家族やお身内に傾聴は難しいです。

なぜか。そこには家族であるがゆえに聴き手の「感情」が入ってしまい、患者さんがすんなりと内省できないからです。たとえばまだ若い看護師が、傾聴の実習で相手の気持ちに入り込みすぎて一緒に泣いてしまったりしますが、そういうのはよろしくない。私も、がんを患ったおやじの傾聴なんて、とてもできませんでした。

傾聴に一切の感情は不要です。それって、非常に難易度が高いんですよね。かなりトレーニングを積む必要があります。

相談者さんのようなケースこそ、緩和ケアスタッフの出番です。娘さんだけでなく、なんとか娘さんに正しい答えを言わなくてはと苦しんでいるご自身の痛みにも、非常に有効なはず。傾聴は、生きる意味を見出す力なんです。よろしければ、巻末の「面談ライブ」で実例をお示ししているので、ぜひお読み下さいね。

Q2 息子を助けたい!! でも夫は民間療法に難色を……

5歳の息子が難治がんで闘病しており、一進一退の状況が続いています。母親としては、あの子が少しでもよくなってくれるならば、怪しげな民間療法でも高価な健康食品でも何でも試したい。どうしても助けたい。でも主人からは、「今の治療を信じて続けるべきだ」と大反対されています。口論が増え、夫婦仲までおかしくなってきました。こんなふうに揉めている間にも、息子の容体がさらに悪化するのではと思うと、心配のあまり夜も眠れません。いったいどうしたらよいのでしょうか?

（30代 女性）

A2 夫婦別々に傾聴のプロの手を借りましょう

民間療法そのものについては、第一章のQ8でお話しした通り、いくつかの条件が合えば、必ずしも全否定するものではないと個人的には考えます。

ただし、今回のお悩みのポイントは、申すまでもなくそこではない。お母さんとお父さん、どちらが正しいかというジャッジは不可能です。どちらも間違っていない。おふたりとも、「可愛い我が子を助けたい」という気持ちは同じなのですから。

でも、残念なことに、現時点で治療に対する考え方が根本的に離れてしまっている。ここまでくると、すでに夫婦の話し合いで解決策を見つけられる段階を超えてしまっています。

さらに私が気になるのは、病と闘っているお子さんのこと。

たとえ病室でおふたりが言い争うことはなくても、子供は両親の仲に敏感です。特に、幼くして病を抱え、入院生活を強いられているような子は、人一倍勘が鋭いもの。妙に明るく振る舞ったり、物わかりがよく、大人びている子も多い。大好きなお父さんとお母さんに心配させたくないからです。

お子さんのためにも、何とか関係を修復してほしいと切に願います。

では、どうしたらよいか。

私は、おふたりがそれぞれ、個別に主治医や院内相談室などのスタッフに頼るべきやと思います。

一緒に相談するとどうしても対立してしまいますから、ここは必ず、別々に予約をお取り下さい。そして、今抱える苦しさ、しんどさについて、傾聴のスキルを持ったスタッフにじっくり話を聴いてもらいましょう。

ご相談内容を拝見する限り、より苦しい思いをしておられるのはお母さんのほうやと思います。「あの子が少しでもよくなってくれるならば、怪しげな民間療法でも高価な健康食品でも何でも試したい。どうしても助けたい」という文面を読んで、不覚にも涙がこみ上げてきました。

私も、あなたを助けたいです。あなたとご主人の苦しみを取って差し上げたいです。

話を聴いてもらうだけでも、人間、楽になります。

お互い少しでも心がほぐれて余裕が出てくれば、事態が動く可能性もあります。たとえば「主治医による標準治療を続けつつ、無理のない範囲で民間療法も試してみる」といった折り合いもつけられるかもしれません。

医療のプロの力を借りて、進むべき道をぜひ探して下さい。

大切な息子さんを助けたいおふたりならば、必ず見つかるはずです。

Q3　このままでは「がん離婚」一直線です

妻が乳がんのステージⅢと診断されました。夫として支えるべく、家事や病院の送迎など私なりに頑張っているのですが、治療の過程で精神的に不安定に陥《おちい》った妻に怒鳴られることが重なり、正直ヘトヘトです。

このままでは、お互いが持ちません。最近は「離婚」の二文字も頭をよぎります。

どうしたら元のような夫婦関係を取り戻せるでしょうか?


（50代　男性）

A3 夫婦でも「察する」のは無理。忖度《そんたく》なしの話し合いを

病の奥様のために献身的に尽くしておられる相談者さん。なのに、奥様からは感謝どころか、当たり散らされている。心が萎えてしまうのも無理からぬことでしょう。いっそ離婚して、この苦しみから解放されたいと願うのも理解できます。

ただ、奥様はどう思っておられるのでしょうか。

体調が悪くて不機嫌になっているけれど、あなたには内心、感謝しているのかもしれない。あるいは、病気のことで頭がいっぱいで、ご主人がヘトヘトになっていることに気付いていないのかも？

さらに言えば、「夫婦なんだから、察してくれて当然」とお互いに思っていませんか？

ご主人の、「こんなに頑張って支えているオレに、〝ありがとう〟の一言もないなんて」という不満と、奥様の「こんなに苦しいんだから、もっと私に優しくしてよ」という苛立《いらだ》ち。言葉に出さないと決して伝わらないのに、遠慮なのか忖度なのか、お互い胸の内に飲み込んだまま、ストレスばかりが募《つの》っているようにお見受けいたします。

緩和ケア病棟で見送った、ある患者さんを思い出しました。

やがて80に手が届くかという男性で、奥様とは長年、別居中。娘さんがいて、よくお見舞いに来られていました。

なにゆえ奥様と別居中だったかは存じ上げません。一度も病室を訪ねてこられなかったところをみると、よくよくのことがあったんでしょうね。

ところが、その男性患者さんは、いよいよ終末期という時、思わぬことを言い出したのです。

「最後にもう一度、○子（妻）に会いたい」と。

娘さんにとっては、別居中とはいえ、どちらも大切な親。せめてお父さんの願いを叶えてあげたいと、お母さんの説得を試《こころ》みます。

でも、どうしても「うん」と言ってくれない。

応援団になった病棟の看護師から「先生からも、何とか言ってあげて下さい」って突《つつ》かれまして（笑）、ついに私から奥様に電話することになったんです。

「あのぉ、さしでがましいようですが、どうかひとつ、ご主人の望みを叶えてやっていただけませんでしょうか」って。

その時の奥様の言葉、今でも忘れられません。

「先生。普通は、こんなふうに先生からお願いされたら『わかりました』ってことになるんでしょうけど、私は会いません」

明確な拒否のお返事に、すごすごと引き下がるしかありませんでした。

別居中も、入院中も、きっと患者さんは奥様に会いたかったのです。

もっと早く、その素直な気持ちを奥様に伝えていたら、あるいは結末は違っていたかもしれません。

だから、やっぱり話し合うこと。思っていることも含めて、出し合うことが大事やと強く思います。

夫婦といえど、いや、夫婦だからこそ、察するのは無理です。言葉にしないとわからない。ありのまま、思いのままを語り合うことが始まりであり、すべてやと思います。

結果、もし離婚という結論が出たとしても、互いにそれはそれでよしと納得できるのではないでしょうか。

究極、家族の関係って○か×かで言えることじゃない。いろんな形があってええと思うし、お互いが心地よくいられるのが一番です。

先ほどお話ししたケースとは正反対ですが、お父さんが入院されたことをきっかけに、それまで仲違《なかたが》いしてバラバラに生きてきた子供たちが連絡を取り合って一致団結。

「おかげさまで、また家族になれました」と感謝されたこともあります。

お互い今、どんなことを考え、どんな状況にあるのか。言葉にして伝え合っていくことができれば、いつでもやり直せるのではないかと思います。

Q4 残される子供が心配で、つい厳しくしてしまう

長いこと闘ってきたがんも、残念ながら最終ステージに入りました。命のカウントダウンが始まっていることをひしひし感じています。

愛する子供たちの母親でいる時間も、もはや限られていると思うと、「私がいなくなっても、ちゃんとやっていけるかしら」などと焦りや心配ばかりが先に立ち、つい厳しい言葉を投げつけたり、言いすぎたりしてしまいます。あの子たちだっ

て、病を患っている母親を見るのはつらいはず。きつく叱りつけるたびに、幼い心に負担を強いてはいけないと反省するのですが、なかなか気持ちの持っていきどころがわからなくって……。

大橋先生、どうしたら子供たちと最後の日々をもっと穏やかに過ごすことができるでしょうか。

（40代　女性）

A4　厳しさは親の「特権」。でも必ず理由を言い添えて

ご相談、まったく他人事とは思えません。

これは、私自身の話でもあります。

相談者さんのお悩みには、ふたつの方向性があるようにお見受けいたします。

「自分の死後も、我が子がまっすぐに生きられるようにしなければ」という焦りと、

「ただでさえつらい思いをさせてしまっているのに、これ以上の負担を強いるのは忍びない」という苦しみです。

どちらも嘘偽《うそいつわ》りない、純粋な親心。しかも、このふたつの親心は、なかなか相容《あいい》れません。

我が家にも、大学生のひとり息子がおります。

私がこの世からいなくなっても、ちゃんと生きていってほしい。就職して、社会人として独り立ちしてもらいたい。そのためにも、「自分の頭で考えろよ」と常に口うるさく言っています。

父親の私ががん、それも予後が厳しい稀少がんを患っていることは息子にとってしんどいはずですが、そこにはあえて目をつぶって、容赦《ようしゃ》なく厳しい言葉を浴びせる。

巣立つ前の子に対する、親の責任やと思うからです。

一歩巣から飛び出せば、そこは鬼や妖怪、悪魔が蠢《うごめ》く、世間という名の過酷な海原《うなばら》。たったひとりで漕ぎ出す可愛い我が子が難破《なんぱ》の憂き目に遭わぬためにも、時には放り投げる厳しさも必要です。

だから病状についても、人間の死をある程度理解できる年齢――小学生のお子さんぐらいからは、包み隠さず伝えるべきだと考えます。

親である自分は、すでに命のカウントダウンが始まっていること。

おそらく、いつまでも守ってあげることはできないこと。

きっちり前置きした上で、単刀直入に苦言を呈する。その理由も言う。

「このままだと、私がいなくなった時に、あなたはきっと困る。いずれ社会に出たら、ひとりで闘っていかなくてはならない。誰も助けてくれない。だから、せめて○○はきちんとやってほしい」といったように。

言いすぎがあっても、それもありです。親だからこそ言えることです。

医療者は、患者さんのご家族に対して、苦しみを和らげるための傾聴はできるけれど、ここまで踏み込むことはできません。親ならでは、家族ならではの特権です。

もちろん、ただ苦言を呈するだけではなく、お子さんのつらさやしんどさにも忘れずに目を向けましょう。

親御さんの病気という計り知れない心の重荷に耐えながら、勉強に、部活に打ち込んでいるお子さんを、どうかめいっぱい褒《ほ》めてあげて下さい。できれば、ただ褒めるのではなく、「なぜ」素晴らしいのか、具体的な理由も言い添えて。

厳しい直言も、愛情溢れる褒め言葉も、すべてはお子さんを大切に思うがゆえ。

「あなたのことを、いつでもお母さんは見守っている」

その気持ちは必ずお子さんに伝わり、親子のかけがえのない時間を穏やかに過ごせるはずです。

人生は、有限である。だからこそ、尊《とうと》い。

ちょっと早めに先立つ親が子供に教えられる、唯一にして最大のことかもしれません。

Q5 発病による家庭崩壊を招かないためには？

ご著書を読むと、先生が奥様や息子さんを深く愛し、感謝しているのが伝わってきてうらやましい限りです。ちょっと失礼な質問ですが、先生はがんにかかる前から、あんなに家族仲がよかったんでしょうか？　また、いざ患った時に家族がバラバラにならないように、日頃から気をつけるべきことはありますか？

私はつい、主人に口うるさくしたり、きつい物言いをしたりすることもあって。先生の奥様を見習おうとは思っているのですが……。

（50代　女性）

Ａ５　とにかく感謝、感謝、感謝です!!

「うらやましい限り」と言っていただき、まずはありがとうございます。

もともと、家族仲はええほうやったと思います。転勤や単身赴任のために家族で出かけるなどなかなかできなかった時期もありますが、非常勤になって時間に余裕ができてからは、スーパーでのちょっとした買い物も、必ずヨメさんと一緒に出かけていました。

でも、どこかそれが当たり前やと思っていた自分もいたんですよね。こんな平穏な日々が永遠に続くのだと、無邪気に信じ込んでいたんです。

２年前、突然の大量下血から始まった闘病生活で、思い知らされました。

あの穏やかな日々が、どんなに幸せなものだったのかを。

もしかしたら、私はそこでちょっと変わったのかもしれない。

病後の私がすごく意識しているのは、家族に感謝の思いを伝えることです。

激しい副作用に呻き、転移に泣き、検査が怖い、イヤやとゴネるわがままな私が今を生きられているのは、家族ふたりの支えのおかげです。

つらい時も、苦しい時も、そばにいてくれる。素直にありがたいです。だからこそ、ここまでやってこられました。ふたりのためにも、生きられるだけ生きていきたい。相談者さんも、「今さらダンナに感謝の言葉なんて」気恥ずかしくて、面と向かって言いづらいかもしれません。でも、あえて示すべきやと思います。言葉で示さないと、相手には絶対に伝わりませんから。

今からでも十分間に合います。

「いつも、ありがとう」

「あなたのおかげ」

そう言われて、ご主人だって悪い気はしないでしょう。「急にどうしたんだよ」って照れるかもしれないけれど（笑）。

病は一切の予告もなく、突然襲ってきます。

日頃のちょっとした感謝の言葉の積み重ねが、いざ患った時に家族がバラバラになることを防いでくれるはず。そう私は信じております。

Q6「患者風」を吹かすには家族のケアも必要？

先生の「患者風を吹かせて、自由に、しぶとく生きる」という考え方に勇気をもらいました。最期まで自分らしく、その人らしく生きていけたらどんなにいいだろうと、私も強く思います。

そのためにはやはり、家族によるサポートが不可欠です。ただし、命に限りがあることを覚悟している患者本人より、家族のほうが心身ともに参っているケースも多いですよね。がん患者の支援は多方面にあるけれど、その家族を支えるシステムはあまりありません。ということは、患者風を吹かせるためには、まずは家族に対するケアが必要なのではないでしょうか？

先生から見て、院内外でどのように家族ケアを充実させていけばよいのか、想いやアイデアを教えて下さい。

（60代　男性）

A6　ご家族専門の緩和ケア相談室はアリだと思います

哀しいかな、おそらく患者さんは、ご家族よりも先に亡くなります。きっと、私もそうでしょう。

遺族は愛する家族を失った後も生きていかなくてはなりません。当然、ケアが必要です。家族へのケアは、患者へのサポートと同じことです。苦しみを和らげることがすべてです。

ですが、患者と家族への対応は、往々にして違います。

主治医や看護師など、複数のスタッフと密接に関わる患者はＳＯＳを出しやすいし、何も言わずとも気付いてもらえることも多いです。

でも通常、家族は自分からアクションを起こさないと、医療スタッフは寄ってきません。がん診療連携拠点病院には、必ず相談支援センターが設けられていますが、その存在を知らない家族もけっこういます。

患う前は、見舞いに来ようとしないご家族に対して、「もっと来てあげればええのに」と思ったりしていました。

でも、今では認識不足やったと反省しています。

もしかしたら、大事な身内が苦しむ姿を見るのがつらくて、病院に来られなかったんやないか、と。

自分が患者になったことで、見方や意識が変わったんでしょうね。

そこで勝手ながら、私が理想とする〝家族が受ける緩和ケア〟をお示しいたします。

患者さんが入る緩和ケア病棟とは別に、ご家族専門のケアの場を院内に設けるのです。

そこでは、患者さんは同席しません。ご家族が存分に苦悩や弱音をさらけ出し、我々スタッフはひたすら傾聴に徹する。そして、心の痛みや苦しみを和らげていくのです。

受診のタイミングは、ご家族が苦しみを感じている、「今！」です。まさに、某予備校講師の決めゼリフ〝……今でしょ！〟となります。彼は私の母校である高校の後輩にあたります。私が一方的に存じ上げている間柄であることは、言うまでもありません。失礼、余談でした。話を戻します。

次に、利用の回数。これはもう、必要に応じて何回でもＯＫです。場合によっては、毎日通っていただいてもＯＫ。

緩和ケア病棟に入院中の患者さんを思い浮かべてみて下さい。

皆さん毎日、緩和ケアを受けていますよね。それで苦しみが和らぐのです。

もちろん、家族専門のケア施設は、黙っていてもスタッフに気を配ってもらえる病棟の患者さんと違って、相談される方ご自身が足を運ぶ必要があります。

そこだけはちょっと努力していただくことになりますが、ぜひ傾聴の力を実感してほしい。

「私なんかより、入院しているお父さんのほうが、ずっとずっとしんどいはずだ。だからガマンしなくっちゃ」

そんなふうに考えるあなたこそ、ぜひとも、何度でも受けてもらいたいです。

「いつでもどこでも緩和ケア」

そして、

「患者も家族も緩和ケア」

私の想うスローガンです。

Q7　認知症の母のがん治療に悩んでいます

認知症を患う高齢の母が、胃がんのステージⅣと診断されました。主治医からは引き続き入院してさらなる治療をするか、あるいは看取りが目的のターミナルケアの病院に移るか、選択を求められています。

もはや本人の意思を確認することは難しく、仮に治療を受けるにしても厳しいものになることはわかっているのですが、それでも私には母が生きたがっているように見えてならないのです。いったいどうしたらよいのでしょうか?

（70代　女性）

A7　「生きたがっているように見える」。そのお気持ちこそ大事に

相談者さんの文面、何度も読み返しました。つらい選択を迫られているのですね。

私にも高齢の母がいます。おかげさまで元気で暮らしておりますが、もしも自分な

らば、と思わずにはいられませんでした。

たとえば、お母様が完全に意識を失っておられるということならば、これほどまでに悩まれなかったと思います。看取る側の判断に完全にゆだねられますから。

でも、お母様は認知症とはいえ、「生きたがっているように」相談者さんには見えるんですよね。今後の治療についてはっきりとした意思を確認したり、話し合いを持つことは難しいけれど、少なくともこのまま、ターミナルケアのもとで看取られるのを望んではいないのではないか、と。

第一章のＱ４でも触れましたが、自分で決めること、すなわち「自律」が保たれると、ひとは楽に生きられます。お母様の場合、今現在、自律が保たれているとまでは言えないかもしれません。でも、「生きたがっているように見える」のは、自律の発《はっ》露《ろ》と言えなくもない。悩ましいです。

お母様のことは、もちろん大事です。

でも私は、一番に考えなくてはならないのは、「生きたがっているように見える」あなたのお気持ちだと思います。

お母様が病院での治療を望んでおられるように感じられる以上、ぜひそうなさったらいかがでしょうか。

治療を続けるうちに、また違った局面が訪れるかもしれません。そうしたら、その時にどうするかを改めて考える。それぐらいフレキシブルでいいと思います。

どうか、お母様が生きたがっているように見えた、ご自分のお気持ちを信じて下さい。決して無理にふたをしないで。そのほうが後悔しないはずです。

心の痛みに耐えられなくなったら、我慢しないで私たち医療スタッフに相談して下さいね。

Q8 余命宣告を受けた夫にどう声をかければ?

あらゆる手立てを尽くしてがんと闘ってきた夫ですが、主治医から余命半年の宣告を受けてしまいました。告知は夫自身が望んだことでもあり、「動けるうちに済ませる」と、淡々と終活に励んでいます。ただ、やはりショックの色は隠せません。

いったいどんなふうに声をかければいいのか。あるいはこのまま見守るしかないのか。私のとるべき道を教えて下さい。

（60代　女性）

A8 大事なのは無理に対応しようとしないこと

ご主人、あっぱれなお覚悟やと思います。

自ら進んで告知を望み、「動けるうちに済ませる」と、淡々と終活に取り組んでおられるのは、決してネガティブな行動ではありません。むしろ前向きです。ぜひ、人生のパートナーとして、口を出さず、手を出さず、静かに見守ってあげて下さい。

気になるのは、「やはりショックの色は隠せません」という部分。表立って取り乱すようなことはないのでしょうが、長年一緒に暮らした奥様には、ご主人の苦悩が伝わってくるのでしょう。少しでも気持ちを楽にしてあげたいとの願いも、十分すぎるほど理解できます。

でも残念ながら、ご家族が、特に奥様が患者さんのショックを和らげるような声かけをするのは、相当に難しいことです。ご家族の立場だと、どうしても感情が入りますから、冷静になれません。

ここは、医療スタッフに頼るのがベストです。

余命を告げた主治医に相談してもいいし、院内の相談室でもいい。

ただし、相談するのは奥様ではなく、患者であるご主人です。

つまり、ご家族は「ショックを和らげる作業」を、プロにゆだねる立場でいていただきたいのです。家族がその役割を担うのは無理だと思うほうが、奥様にとっても楽です。

それが、ご本人を応援してあげることにもなります。

私自身も、ジストの手術をしてから2年余り、終活を続けてきました。

退院してから真っ先に手放したのは携帯電話です。次に愛車。とりとめもなく溜め込んでいた、いろんながらくた。すべて手放しました。

こんな私の終活を、妻も息子も何も言わず、ただ見守ってくれている。

ありがたく、幸せを感じます。

Q9　最期《さいご》を迎えつつある妻を、どう受け止めたらいい？

病床の妻を見舞うたび、日々、衰弱しているのがわかっていたたまれなくなります。彼女の前では無理に明るく振る舞っていますが、勘の鋭い妻は、きっと私のことなどとっくにお見通しでしょう。

死にゆく妻を、パートナーとしてどう受け止めればよいでしょうか。


（50代　男性）

A9　泣いても落ち込んでもいい。最期だからこそ自然に振る舞って

心が痛い時は、「痛い！　つらい‼」って叫んでええんですよ。

腹を括った患者本人より、残される家族のほうがずっとしんどいんですから。

まして、愛する家族が最期を迎えんとしている状況を、ポジティブに受け止めるなんてできない。こんな時こそ、〝患者の家族風〟だって、大いに吹かせてええんやと

思います。

互いに最期を覚悟して、たくさん、たくさん話し合って、「耐えられんよ」「どうしたらええの？」と涙を流すこと。ありのままでいることが、なにより大事ではないでしょうか。

無理に明るく振る舞うのは、気持ちにふたをしているのも同然です。

ふたをした気持ちは、必ずどこかで溢れてしまいます。

「パートナーとしてちゃんと受け止めなくては」と思い詰めず、どうか奥様の前でご自分をさらけ出して下さい。最期だからこそ、自然に振る舞って。

そのほうが、奥様も気が楽になるのではないかと思います。

かなり以前にお目にかかった70代の男性患者さんは、入院するまで奥様とふたり暮らしでした。

肝不全《かんふぜん》により黄疸《おうだん》も出て、最期を覚悟して緩和ケア病棟に入ってこられた時、その方は、こうおっしゃったんですよね。

「三日三晩、妻と泣きながら語り合ってきた」と。

ご夫婦そろって、その表情はとても穏やかでした。

きっと、存分に思いをさらけ出すことができて、気持ちも和らいだんでしょうね。実に自然な形で最期を迎えられました。

奥様の求めておられるのは、〝立派な〟パートナーではなく、そのまんまのあなた。私には、そう思えてなりません。

Q10 姉が安楽死を口にして困っています

末期大腸がんの姉が、「できることならスイスで安楽死したい」と漏らすようになりました。どうも、安楽死を取り上げたテレビのドキュメンタリーを観て心が動いたようです。

姉の人生は、彼女のもの。頭ではわかっているのですが、私はどうしてもそんな形で世を去ってもらいたくありません。でも、目の前で苦しんでいる姿を見ると、心が揺れてしまいます。先生はどうお考えでしょうか？

（40代　男性）

Ａ10 安楽死だけが「安楽」な死では決してありません

文面にある、「安楽死を取り上げたテレビのドキュメンタリー」を、私も観ました。

２０１９年６月、ＮＨＫスペシャルで放送された『彼女は安楽死を選んだ』。神経の難病に冒された女性が、自らの意思でスイスでの安楽死を選ぶまでの思いや家族の葛藤を追った、凄《すさ》まじい番組でした。ショッキングな内容で、非常に話題になりましたよね。ご覧になった方も多いのではないでしょうか。

最期を見届けた身内の行為は、一種の自殺幇助《ほうじょ》ではないか。そんな厳しい意見もありましたが、それについてはここでは触れません。

最近も京都で、やはり神経の重い病を患う女性が、安楽死の名を借りた嘱託《しょくたく》殺人により命を落とす事件がありました。こともあろうに、命を救うはずの医師２名の手によって。

この事件を知ったのは、ちょうど今回の原稿を書いている最中のことでした。

ひとりの医師として、また人間として、ただただ無念でなりません。悔しいです。

事件に対する私の想いは、第四章のＱ11「もう疲れました。安楽死したい」へのお答えで、改めて詳述いたします。よろしければぜひ、併せてお読み下さい。

スイスでの安楽死の件に話を戻しますが、現時点において、私は安楽死に反対です。いくら自分の命であっても、命を殺すも同然です。やりたくないし、やってもらいたくない。

緩和ケア医として、ひとりの人間として、残念でなりません。その女性が安楽死を考えた段階で、もっとやれることがあったと確信しているからです。

死期を目前にした人が、スイスまで行けるわけはありません。彼女はまだ自己決定できる段階で死を望んでいる。ちゃんと時間はあったんです。じっくりお話を聴かせてもらうことで、死にたい、安楽死したいという気持ちが和らいで「もうちょっと生きたい」と変わることもできたんじゃないか、と。

安楽死を望むくらいしんどいのなら、どうすればいいのか。

私はその苦しみを和らげる最善のことをやりたいです。きっと方法はあるはずです。

相談者さんのお姉様は安楽死をしたい。それ以外に苦しみを取ってもらう手立てはないと思われている。

実は、そこがポイントです。

客観的な状況としては、目の前で苦しんでいるお姉様の姿がある。主観的な想いとしては、安楽死してほしくないというあなたの願いがある。このふたつがズレているから、苦しいわけです。

この「ズレ」を解決するには、お姉様が安楽死を選ぶ必要がなくなるぐらい苦しみが和らぐか、何か画期的な治療で症状が劇的に改善されればいい。

あるいは、あなた自身が「安楽死もやむなし」と、お姉様の願いを受け入れる。

この二通りです。

緩和ケア医の立場から申し上げれば、「安楽死を選ぶ必要がなくなるぐらい苦しみを和らげること」は可能だと信じたい。今は苦痛を和らげるお薬もどんどん増えています。

せん妄《もう》が強くなって、意思疎通のとれる話もできなくなった時、日本でも認められているのは「鎮静」という意図的に眠りをもたらす方法です。

もう今日か明日か、長くてもあと1週間といった状態で、強い痛みを取ることができなくなれば、眠りに入らせることで痛みを和らげます。

持続注射などによって眠ってもらう形です。痛み止めというより麻酔薬のようなものですね。もちろん、慎重に行うべき医療行為で、スタッフとご家族がよく話し合い、決めてもらうことになっています。日本緩和医療学会もガイドラインを設けていますので、関心のある方は、ホームページなどでチェックしてみて下さい。

安楽死だけが、「安楽」な死では決してありません。最期まで、医療者として、やれるだけのことはさせてほしいです。

相談者さんに、私からお願いがあります。

お姉様とお話ができるなら、どうかあなたの思いをそのまま伝えていただきたい。

「安楽死のような形で世を去ってもらいたくない」と話してほしいのです。

安楽死は、自死・自殺のひとつです。すべてに絶望するから死を求めるのです。失望は取り戻せるけれど、絶望は、望みを絶たれること。その時、死を選びがちです。

息をするのもしんどい。生きる意味を失っている。自分は何の役にも立たない。誰にもわかってもらえない。そんなふうに考えているお姉様に、あなたの思いを伝えて下さることで、「今の私の存在自体が、弟には役に立っているのだ」とお姉様が思えたら、すごく大きな意味があります。

私もがんが転移して、いろんなことができなくなりました。

そんな自分でも、この本が一部分でも誰かのためになったり、元気になってもらえたり、役に立つと思ってもらえたら本当にうれしいし、生きている実感を持てます。

自分がいるだけで、誰かの、何かの役に立てていると思えたら、ひとは絶望から救われるのです。

Q11 夫が「せめて最期は自宅で」と望んでいます

前立腺《ぜんりつせん》がんで入退院を繰り返してきた夫ですが、先日の検査で、ついに全身に転移していることが判明しました。今後の痛みを考えると、主治医の勧める通り、緩和ケア病棟に移るのがベストだと思います。

でも、主人は大の病院嫌い。「せめて最期は自宅で迎えたい。オレのわがままを通させてほしい」と頼み込まれてしまいました。

主人には先生のように最後まで患者風を吹かせてほしい。その反面、「私に自宅での看取りができるかしら」と不安で仕方ないです。

今から緩和ケア病棟に移るように説得するべきでしょうか。あるいは、何か自宅での看取りに、支援などが期待できるものでしょうか。（70代　女性）

A11　医療者の手を借りて、ご本人の選択を応援しましょう

大変な状況におられる相談者さんには本当に申し訳ないのですが、文面を拝見して、ああ、ご主人は私にソックリやと思いました。

だから感情移入している――わけではないんですけど、少々厳しいことを言わせて下さい。

まず、緩和ケア病棟に移るように説得するのは、絶対にやめましょう。

ご主人ははっきりと「最期は自宅で」と希望を伝えておられます。ご主人の自律は、今も保たれているのです。説得して自律を奪おうとすれば彼は苦しみ、あなたは反感を買うだけです。

在宅での看取りについては、もちろん支援を受けられます。ぜひ、院内の相談室を

お訪ね下さい。

確かに、今現在は全身に転移が発覚したシビアな病状ではありますが、文面からすると、余命がひと月あるいは半月といった差し迫った容体には思えません。ある程度余裕を持って準備や相談ができる段階のはずです。必要な器具の手配やレンタルなど、様々な助言を遠慮なくもらいましょう。

また、相談者さんは、今後、ご主人が痛がるのではないかと心配されているんですよね。でも、そちらも大丈夫です。痛みを和らげる医療用麻薬を出せない病院はありません。在宅診療の状況は地域によって差が大きく、完全な準備はできないかもしれませんが、ある程度は「出たとこ勝負」と割り切って備えていただければ。

よく、緩和ケア病棟に入った患者さんが「家では迷惑かけるんで、病院を選んだ」といった言い方をされることがあります。

病院を選んだのは、あくまでも本人の意思。だけど「迷惑かけるんで」の言葉の裏には、本人にしかわからない苦しみがあります。能動的に選んだのではなく、もし受動的に病院を選んだのであれば、本人にはあまりよろしくない。

だから「迷惑をかける」という言葉を患者さんが発したら、その意味は本当はどうなのかを注意深く見ていかなくちゃいけない。傾聴における重要なキーワードだと、緩和ケアの研修会でもたびたび話してきました。

でも、ご主人は、「迷惑をかける」なんて言葉を使っていない。すごく前向きです。その上、わがままです。とってもいいですね。患者風バンザイ‼　です。

ここは家族として、ぜひ応援してあげて下さい。医療者の助けを借りながら。

Q12　いまだに連れ合いの死から立ち直れません

必死の治療もむなしく、夫は天国に旅立ちました。子供や周囲の励ましもあり、何とか暮らしていますが、三回忌を迎えた今もつらくて寂しくて仕方ありません。お友達とおしゃべりしたり、地域の集まりに参加したりすると一時的に気が晴れるけれど、帰宅してひとりになると落ち込んでしまいます。

いっそ早く夫の元に逝ってしまいたい。いつまでもメソメソしているこんな私はダメな人間でしょうか？

（60代　女性）

A12 ダメ人間なわけがありません。誰かに話を聴いてもらって

ご主人を、深く愛しておられたのですね。

「こんな私は、ダメな人間でしょうか？」――いいえ、ダメな人間なわけがないです！

悲しく寂しいのは、それだけご主人のことを思っておられた証拠です。

ご主人、男冥利《おとこみょうり》に尽きますよ。うらやましいです。

ただ、個人的なことを申し上げますと、私はヨメさんの泣いている姿を見るのがつらいです。

ジストを発症した時。転移がわかった時。体調が悪くて、つい当たってしまった時。

そのたびに泣き崩れる彼女を目の当たりにして、本当にしんどかった。ああ、オレのせいなんやって。

ヨメさんにはいつも、笑っていてほしいんです。男の勝手な願望かもしれないけれど。

きっと、ご主人もそうやないでしょうか。

まして、早く天国に来てくれなどとは、絶対に思っていないはずです。

私の例で言うならば、家族にはどうか長生きして、私の見られなかった世界を見てほしい。そして、いつかあの世で再会したら、その世界のことを聞かせてほしいです。

それはさておき、文面を拝読するに、確かに少し心配なところもあります。

相談者さんのご主人は三回忌を迎えられているのですね。つまり、先立たれて2年。勤務先の緩和ケア病棟では、お身内を亡くして1年のご遺族を対象に会合を催《もよお》しており、様々なお気持ちを聴く機会があります。個人差はありますが、葬儀、四十九日を経てだんだん日常に戻っていき、悲しさ、寂しさも一周忌でひと区切りという印象があります。

ご主人を亡くして2年たっても「つらくて寂しくて仕方ない」のは、もしかしたら適応障害か、うつ状態になっているのかもしれません。

しかるべき治療やお薬によって、楽になる場合もあります。ぜひ、ひとつの方法としてご一考いただければ幸いです。

また、お友達とのおしゃべりや地域の集まりなどに参加しても、根本的には気が晴れないとのこと。おそらくその場は、胸の内を安心して打ち明けるような場所ではないのではないでしょうか。

たとえば、あなたを励ます意味で「いつまでもクヨクヨしてないで、忘れなさい」などと言われても、素直に受け取れませんよね。人間にとって「○○をしない」というのはとても難しいこと。つらさ、寂しさを感じないようにするのは、誰かに言われてできることではありません。

そこに、「ひたすら傾聴してくれる人」がいなければ、他の場を求めてみることも大切かと思います。いろいろな専門職、相談室、グリーフケア（身近な人と死別し、悲嘆に暮れる人が立ち直れるように支援すること）の団体など、様々な活動がありますよ。

男性はなかなか弱みを見せたがらず、胸の内を話せる場を持つことが苦手な傾向があるのですが、女性は「安心できる聴き手」を得るために果敢《かかん》に行動します。実際、これ以上の適任はいない！　という聴き手をあっという間に見つける方も多いです。遺族の会でも、圧倒的に女性のほうがお元気です。

あなたが悲しみから少しでも解放され、生き生きと暮らしておられる姿を誰よりも望んでおられるのは、天国のご主人だと思いますよ。

私は常々、ヨメさんと息子にこう言っています。

「先に逝って向こうで待っとるわ。あなたたちはゆっくり来たらええ」

って。

第四章

最期の日々を、最善の日々に

Q1 今話題の「人生会議」はどうあるべき？

最近、よく「人生会議」って聞きますよね。

厚生労働省は「もしものときのために、あなたが望む医療やケアについて前もって考え、家族等や医療・ケアチームと繰り返し話し合い、共有する取組」と定義していますが、正直、命の瀬戸際で踏ん張っている私のような患者は、のんびり「会議」などできる余裕はありません。芸人さんを使ったＰＲも、ただただ死の恐怖を煽《あお》るようで、印象最悪でした。

きっとやったほうがいいことだとは思うんですけど、本来の「自分も周囲も納得できる最期」という意義からはズレて受け止められている気もします。

大橋先生にとって、理想の人生会議とはどんなものでしょうか？　またすでに、人生会議をされましたか？

（60代　男性）

Ａ１　１回の「会議」で安心しちゃダメです。何度でも！

今、なにかと話題の人生会議。ＡＣＰ（アドバンス・ケア・プランニング）とも呼ばれるものですね。

直訳すると、「前もって・どんなケアを受けるか・計画しておきましょう」ってことになるんでしょうが、それがなんで「人生会議」なんて大げさな日本語になっちゃったんかなぁ？　いざという時だけが人生やないと思うんですけど……。

それはさておき、私の理想とする人生会議、ですか。

医者の立場で申し上げるならば、人生会議って、患者さんにやっていただくこと自体、「理想的」なんですよね。

確かに、例の炎上したＰＲ——酸素チューブを鼻につけて苦悶《くもん》の表情を浮かべた芸人さんと、まさに止まろうとしている心電図を絡ませたポスターは少々悪趣味やったけど、人生会議そのものは、患者さんにとって絶大なメリットがあると思います。

私自身が患者として一番うれしいのは、主治医を始めとする医療スタッフと意見を交換し、話を聴いてもらえることです。

「えっ？　そんなん、普段の診療でも普通にやってへんの？」という疑問を持たれるかもしれませんが、医療現場ではなかなか患者は話を聴いてもらえません。これは実際に、私が患者になってから身に染みたことです。

もちろん、診察で「問診」はありますよ。「今日はどうしましたか？」「どのように体調が悪いのですか？」「その不調はいつからですか？」といった具合に。

申すまでもなく、問診は非常に重要です。

でも、問われたことに答えるという形式は、どちらかというと医者から患者への一方通行の流れになりがちです。患者からすると、話をじっくり聴いてもらえた……という実感は持てませんよね。

それがＡＣＰでは、こちらの想いを存分に聴いてもらえるのです。時には体だけでなく、心の苦しみさえも。その上で、いざという時、どういうケアを受けたいのか決めていけるのです。こんなにありがたいことはありません。

また、医者や医療スタッフにとっても、人生会議は計り知れないメリットがあります。いざという時にバタバタ慌てずに対処できますから。

残念ながら回復の見込みがなくなり、最期が近づきつつある患者さんが、延命治療を受けるか否かの決定を迫られているとしましょう。ご本人は意識が薄れて、もう話せない状況も十分ありえます。

そんな切羽詰《せっぱつ》まった時、もしも事前に人生会議がされていない場合、ご家族と医療者の緊急の話し合いを持たなくてはなりません。延命治療に関して、ご本人はそれまでどのように考えていたのか、何か言っておられたか、ひとつひとつ確認する必要があるのです。一刻を争う、その時に。想像するだにドキドキしますよね。

人生会議により事前に明確な意思を示されていれば、速やかに次の一手が打てます。私も含めて医者はみんなホッとするでしょう。

医者としても、患者としても、人生会議はやっておいて損はないものやと思います。

ただし、課題点もあります。

「人生会議をやったから、もう安心や」

こうなってしまうのは、正直怖いです。

人間は、変わります。可変の生き物です。どこに意識が向くかによって、ひとの想いは変わるのです。

たとえば私の場合、抗がん剤治療は決して楽ではありません。だけど、生きたい。

生きていきたい。いわば〝生〟に意識が向いているおかげで、生きることを頑張れています。

しかし、痛くて痛くてたまらない時には、どうしても〝がんの進行〟に意識が向かってしまい、頑張る気力が失せます。

「肝臓転移が増えたせいか……もうあかん」

「肝臓以外にも転移したんやろか……もうダメや」

といった具合です。

もしかしたら、生きることを頑張れている時には、人生会議で延命治療を望むかもしれない。逆に、意識ががんの進行に向いている時には、「体に管を通してまで、生きるのはイヤや」となってしまう可能性がなきにしもあらずなのです。

近頃よく耳にするフレーズで言うと、「ブレる」という状態ですね。

医療関係者は、患者さんのこの「ブレる」状態を「気持ちが揺れる」とみなし、さらに「精神的に不安定である」と断じてしまいがちです。「気持ちが揺れることなくしっかり安定していること」、それこそがよい状態である、と。

全然違う。そうやないんです。

気持ちが揺れて不安定なのではなくて、その時々の患者本人の意識がどちらに向いているかによって、「変わってしまう」んです。

このことに思い至っていない医療者も少なからずいます。

現に私がそうでしたから。

緩和ケア医として働く中で、ようやく気付きました。がん患者となり、さらに痛感させられています。

だから、人生会議は、患者さんからその想いが変わったと訴えがあった時、あるいは想いが変わったことを医者が察した際には、何度でも行うべきものなのです。もしかすると、これが疎《おろそ》かになってはいないかと危惧《きぐ》する次第です。

詰まるところ、患者も医療者も、コミュニケーションや対話を惜しまないことではないでしょうか。

と、すれば。

あえて「人生会議」などと大々的に謳わなくても、今までやってきたように、患者さんやご家族と医者らが話し合いを重ねることで十分やないでしょうか。

よって私は、人生会議と称されるものをやっておりません。

まさに、「事件は人生会議で起こってるんやない。現場で起こってるんや！」なんて言ったら、厚労省のお役人から怒られるかも（笑）。今後もやるつもりがない、とまでは申しませんが。

とにもかくにも〝対話・コミュニケーション〟ありきです。

Q2　動物や音楽による癒《いや》しは緩和ケアにも効く？

子供の頃、小児がんを患って長い入院生活を送りました。過酷な検査や術前の不安に怯えるたびに寄り添ってくれたファシリティドッグのジョンには、今でもとても感謝しています。また、院内学級で病棟友達と歌ったアニメソングも、私にとって大きな生きる力になったように思います。

動物や音楽って薬とはまた違ったパワーがありますよね。緩和ケアにもプラスに働くのでしょうか？　メリットや意義などがあったら、ぜひ教えて下さい。

（30代　女性）

A2 「好き」が痛みを和らげることもあります

動物や音楽による癒し。アニマルセラピーや音楽療法と呼ばれていますよね。
幼い相談者さんにとって、ジョンは戦友みたいな存在だったのかもしれませんね。
アニメソングにも、大いに勇気をもらったことでしょう。私も、くじけそうになると、谷村新司《たにむらしんじ》さんの『昴《すばる》』を歌います。心の中で、密かに。再び立ち上がれるような気がしてくるから不思議です。

おのおの専門的な事項は、それこそ専門書を読んでいただくとして、私が実際にお会いした、緩和ケア病棟のふたりの患者さんについてお話しさせて下さい。

ひとりは、息がハーハーと上がり、誰が見ても苦しそうな患者さん。仮にAさんとします。

そこで私は、Aさんに酸素吸入を勧めました。楽になってもらうために。ところが、

「オレはそれほど苦しくない。それより、そんなん管みたいなもん付けられたら、トイレに行くのもしんどくなる。酸素吸入なんかやめてくれ」

と、断固拒否。

一方、もうひとりの患者Bさん。まったく息が上がっておらず、呼吸も穏やか。実際、呼吸回数を測ってもほぼ正常です。

にもかかわらず、

「い、息が苦しいっ……酸素を、酸素を吸わせて下さい‼」

と、懸命に訴えるのです。

そこで酸素濃度を測ってみたのですが、値《あたい》はまるっきり正常です。体内の酸素は十分足りているんですよね。

片や、息苦しいのより、管を付けられるほうがしんどいと感じるAさん。

一方、数値的には呼吸は正常なはずなのに、息が苦しくてたまらないBさん。

もちろん、心理的な要因を含めての診断は不可欠なのですが、本人の苦しみは主観的な想い、すなわち気持ちによるところも大きいのです。

アニマルセラピーと音楽療法に話を戻すと、相談者さんは動物や音楽が好きな方ではないかと拝察いたします。そうでなければ、苦しんでいる時に、好きでもない動物や音楽には目を向けにくいからです。

動物や音楽が好きな方は、セラピーや療法などと医学的な堅苦しい議論は抜きにして、苦しい時ほど積極的に触れ合ったり、楽しんだりしてみて下さい。「好き」という気持ちが痛みを緩和することも、きっとあるはずです。

ちなみに私は、犬や猫がちょっと苦手です。今後も谷村新司さんの歌でいこうと思います。

馬が走るのを見るのは、大好きなんですけど。

勝馬投票券が当たってくれれば、なおさら（笑）。

Q3 緩和ケアを勧めたら「生きる力を奪ってしまうかも」と

健康自慢だった兄が、昨年突然、食道がんの末期と宣告され、2か月ほどで鎮痛剤がないと眠れないほどの激しい痛みに襲われるようになりました。あまりにつらそうな様子を見て、緩和ケアを勧めたかったのですが、必死に社会復帰を目指す兄の姿を見ると、「緩和ケアはもはや打つ手のない患者が行くところ。安易に勧めたら、生きる力を奪ってしまうかもしれない」とためらってしまって……。

結局兄はそのまま逝ってしまいました。今では深く後悔しています。
先生、あの時私は、どんなふうに言葉をかけたらよかったのでしょうか？

（50代　女性）

A3「緩和ケア＝終末期」は大きな誤解です

非常に切ないです。緩和ケア医として、お兄様の痛みを少しでも取って差し上げたかった。体の痛みも、心の痛みも。

巻末の「面談ライブ」でも触れていますが、相談者さんのような誤解をされている方が、まだまだたくさんおられます。

「緩和ケアはもはや打つ手のない患者が行くところ」という文面から推《お》すに、おそらく、終末期医療の機能を持つ緩和ケア病棟と、緩和ケアそのものを混同しておられたんでしょうね。そんな場所にお兄様を送り込んだら、生きるのに絶望されるのではないか。そう勘違いされたんやと思います。

名前からして紛らわしいですもんね。

確かに、緩和ケア病棟は、「治療において」打つ手のないがん患者さんのための施設です。がんの治療はしません。というか、できません。

だけど次の一手、つまり「痛みや苦しみを和らげる」ための打つ手が、緩和ケア病棟では受けられるのです。

痛くない、苦しくないことは、ほとんどの方が望むはず。その全部は無理でも、少しでも取り除けたら――。傾聴や痛み止めの投与などによって苦しみを和らげることで、生きる力が再び湧く方は、現にたくさんおられます。

とはいえ、なかなか一筋縄ではいかないことも。

とても歯がゆいのですが、医療者、特に医者の間でも、緩和ケアに対する温度差を感じることが、なきにしもあらずなんです。

がんを診療する病院ならどこでも、緩和ケア医、看護師、薬剤師、栄養士らで構成される緩和ケアチームがあります。勤め先の海南病院では、臨床心理士も一員です。主治医が必要に応じて依頼書を出し、出動する仕組みとなっているのですが、残念ながら世の中には、緩和ケアチーム自体をあまり信用しない医師もいます。

「ただ患者さんの話を聞くだけでしょ」、と。

おそらく「治療＝医療」、あるいは「治療終了＝終末期」という考えから脱却できないのだと思います。無論、そうでない医師もいるので（最近はこちらのほうが多いと信じたい）、医師によって意識の差が大きいと言えます。

海南病院では、主治医との相談を前提に、看護師からも依頼を出せるようにしています。依頼書の書式も簡略にして、頼みやすいようにしました。治療チームと緩和ケアチームのつながりを密にするためです。院内の連携を強めていくために、緩和ケア医の側から働きかけていくことも大事やと思っています。

一方、緩和ケア外来は、患者さんのみならず、ご家族の心の痛みや苦痛にも向き合うところです。

緩和ケアは、生きるためのものなのです。

お兄様は、社会復帰を目指しながらも、お亡くなりになったとのこと。

命に「たら・れば」はありませんが、緩和ケアで痛みを和らげることができたならば、もしかしたら、一時的にでも念願の復帰が叶ったかもしれません。

前と同じように働くのはあきらめても、仕事復帰はあきらめない。

そんなお兄様の願いを、バックアップできた可能性もあります。

悔しいけれど、がんはもう治らないかもしれない。でも、生きることはあきらめなくてもいい。これは、私自身の支えでもあります。

何を頑張るのか。何をあきらめないのか。目的語を入れて話すことで、自分の望むものが具体的に見えてくるように思うのです。

緩和ケアは、そんな患者さんの苦しみを和らげ、応援する医療です。

ぜひ、巻末の「面談ライブ」をお読み下さい。どんなふうに応援するのか、一端をおわかりいただけるかと思います。

そして、いざという時は、私たちを思い出して下さるとうれしいです。

Q4　有料見守り支援と緩和ケアの連携、理想の形は？

見守りサービスや成年後見（認知症などで判断能力が衰えてしまった方を、周囲が後見人となって支えるシステム）などを行う会社を経営しています。

以前、余命宣告された肺がんの女性患者さんが当社を利用された時のこと。一時は「死にたい」と漏らすなど心身ともに深刻な状態でしたが、当社の担当者が入院先で話を聴き、「大好きなケンタッキーフライドチキンを食べたい」「もう一度、住み慣れた我が家を見たい」といった願いを外出支援で叶えるうちに次第に落ち着いて、最後は緩和ケア病棟で穏やかに旅立たれました。
私どもは有料サービスのため、利用できる患者さんは限られています。ですが、緩和ケアとの連携は、ある程度可能ではないでしょうか？　大橋先生が患者になられた体験を踏まえ、お考えを聞かせていただけるとありがたいです。

（50代　男性）

Ａ４　ぜひ傾聴サービスに挑戦なさって下さい

患者さん、よいご縁に恵まれたなぁ……と、心があったかくなりました。
ケンタッキー、美味《おい》しいですよね。手術で胃がほとんど残っていない私にとって、前のようにはたくさん食べられないものですが、昔は大好きでした。住み慣れた我が家を一目見たいというお気持ちも、本当によくわかります。

この患者さんは、残念ながら肺がんを治すことはあきらめざるをえなかった。でも、今したいこと――「フライドチキンを食べる」「我が家をもう一度見る」といった希望は、相談者さんの経営する会社のサービスのおかげで、あきらめなくてもよかったのです。

まさに、患者さんの主観的な想い、「死にたい」が「今したいことをあきらめない」に変わるのを担当者さんが支えたわけですよね。結果、一時は生きる希望を失った患者さんを穏やかな精神状態へと導くことができた。

どのような連携の形が望ましいかだなんて、こちらの会社はすでに緩和ケアにおける理想を実践されていますよ。外出支援は今後もぜひお続け下さい。

そして、もしもできることならば、傾聴サービスにもトライしていただければと思います。

がん診療に携わる医師や医療者は、研修会で緩和ケアの基本的知識を学びます。厚生労働省の「がん対策推進基本計画」に基づいたこの研修会を、私も２００７年に受講しました。ちょっぴりしんどい2日間の研修でした。

10年前よりも緩和ケアの知識を持った医療者は増えているとはいえ、まだまだ足りていません。じっくり患者さんと向き合いたくても、人手不足で難しいこともあるでしょう。

たとえ有料であっても、相談者さんのような民間サービスの方に、医療スタッフやご家族には言えない話を聴いてもらいたいという患者さんは多いはずです。

素晴らしい会社を経営されていることに、心から敬意を表します。

Q5　院内にある患者の相談支援室、存在感なさすぎです

病状が進行すると、家族も患者本人も不安が募ります。でも、多忙な先生方や看護師さんだけに頼るわけにもいきません。舌《ぜつ》がんの夫を看取った私自身の経験からも、患者同士で支え合うピアカウンセリングや、病院内の相談支援を上手に活用して乗り切るのが、患者・家族双方にとってベストではないかと思っています。

ただ肝心の相談支援室自体、病院によっては地下にひっそりあったりして、存在すら知らない患者さんもいます。ちょっともったいないですよね。たとえば、緩和ケア病棟に入った段階から、こちらから出向かずとも積極的に関わってもらうなど、何か改善策はないでしょうか？

（40代　女性）

A5　医療者として「知らせる努力」が足りないと反省しきりです

確かに……。地下の、それも奥のほうに相談支援室が存在する病院って、ありますよね。

スペースの問題もあるのかもしれませんが、これでは患者さんに「ああ、この病院は相談支援に重きを置いていないんやな」と思われても仕方がないでしょう。初めて来院された方でも必ずその存在に気付けるように、1階か、せめて2階に設置するべきだと、私も強く思います。

海南病院のがん相談支援センターは1階にあります。

それでも、存在自体を知らない患者さんやご家族に出会うことは珍しくないんですよね。医療に携わる者として、これはもう、知らせる努力がまだまだ足りんのかな、と反省しきりです。

患者さんが入院する病棟スタッフは、毎日、激務に追われています。ご家族が医療費のこと、退院後の不安などを相談したくても、ゆっくり話ができる雰囲気ではなかったりします。だからこそ相談支援室の存在意義があるというのに、これでは宝の持ち腐れ。

ただ、正直なところ、マンパワー的な限界もあり、患者さんから出向かずとも積極的に関わってもらうのは難しいかもしれません。恐縮ながら、スタッフに「相談支援室はどこにありますか？」と尋ねていただくのが一番手っ取り早いと思います。

もちろん、「相談支援室以外には、相談も支援も求めてはダメ」ということは一切ありません。

かつて病棟でお見送りした、忘れられない方がいます。

60代の男性患者さんで、婚約中の娘さんがおられたのですが、お父さんの体を気遣い、日取りも含めて結婚話は具体的に進んでいなかった。やがて治療が終了し、緩和ケア病棟に移られた時には、かなりしんどそうな状態やったと記憶しています。

そんな中、その患者さんが、ふと漏らされたのです。

「娘の結婚式に出たいな」と。

思いを受け止めた担当の看護師がご家族に伝えたところ、すぐに「結婚を早めよう」となった。披露宴の会場は取れないけれど、とりあえず式だけでも挙げようと。

ほどなく患者さんの容体は悪化。ベッドから起き上がるのも難しくなったため、ご家族は看護師と相談して、ある決断を下しました。

教会で親族のみの結婚式を挙げた後、タキシードとウェディングドレス姿でお父さんの待つ病院に直行。病棟の談話スペースで一緒に記念写真を撮ることができたんです。

念願の「花嫁の父」となった患者さん。人生最後に見せた満ち足りた晴れやかな笑顔を、今でも懐かしく思い出します。

無論、こうしたことは、ご家族の思いに沿って進めていくことが大事で、スタッフの自己満足だけで終わってしまうのは危険です。よかれと思ってやったことが、かえって負担をかけることになるかもしれない。

余計なおせっかいはNGですが、患者さんやご家族によっては、気兼ねもあって、胸の内で願っていることを言えなかったりします。

医療者としてはもちろん、人間としての熱意でご家族を動かしていくことも、時には許されるのかなと思っています。

Q6 ご家族に「『看取り』って言わないで」と叱られました

ホスピスで看護師をしています。最近、終末期を迎えた患者さんのご家族に、励ます意味で「私たちも精いっぱい頑張って、いいお看取りができれば」とお声かけをしたら、「『看取り』って言葉を使わないで。もうわかってるんだから」とお叱りを受けてしまいました。医療者目線の言葉だったと反省しきりです。以来、終末期であっても、患者さんやご家族の前では極力、「看取り」という言葉を使わないように気をつけています。

先生は患者として「看取り」という言葉をどう思われますか？　やはり、医療者には使ってほしくないでしょうか？　また、どんな言葉ならば、ご家族も患者さんも受け入れられるのでしょうか？　（20代　女性）

A6「看取り」という言葉の是非ではなく意識の問題

私自身は「看取り」という言葉に、違和感も抵抗もまったくないです。患者の立場であっても、逆に家族を見送る立場だったとしても。もっとも、家族を見送る可能性は極めて低いでしょうが。

だから、今後動けなくなってお別れが近づいた時、長年一緒に働いたナースに「大橋先生、いいお看取りができるように頑張りますから、安心してお任せ下さいね」なんて言われたとしても、「ああ、ありがとぉ。頼むで」って感じでしょうね、きっと。感謝こそすれ、苛立ったり、悲嘆に暮れたりはしないような気がします。

要は、「看取り」という言葉自体に○も×もない。双方の関係性に負うところが大きいし、なにより、どこに意識を向けて口にしたのかがポイントになると思います。

相談者さんが、看護師として「いいお看取りができれば」とご家族に伝えた時、どこに意識を向けていたでしょうか。もしかしたら、患者さんの「死」、つまり、間もなく命に終止符が打たれるということに意識を向けてしまい、ご家族の想い――「命に終止符を打ってほしくない。生きていてほしい」という願いには思いを巡らせることができなかったのでは？

もしそうなら、ご家族は苦しくなって、「看取り」という言葉に拒否反応を示されたのかもしれません。

たとえどんな容体であっても今を生き、できるだけ苦痛から遠ざかって過ごすのがホスピスにおける本来の姿。余計な言葉はいらない場なんです。

もしご家族が「看取り」という言葉を口にしたら、あなたも使って構わないと思います。それは決して医療者目線の言葉ではありません。むしろ、ご家族自身の言葉となります。看取るのは、誰あろう家族ですから。

緩和ケアに携わる医療者は、わりとハウツーを求めてしまう傾向があったりします。専門誌ではよく、『患者を元気づける魔法の言葉』といった特集が組まれたりしますが、単語やフレーズだけでは必ずしも役に立ちません。言葉を発する側と受け取る側の立場や状況、思いによって、魔法の言葉は毒にも刃《やいば》にもなることを、がんを患ってから身をもって知りました。

私にとっての魔法の言葉は、何と言っても応援の言葉です。

先日、緩和ケア病棟で亡くなった60代の女性患者さんがいました。私の前著を読んで下さってましてね。明るくて、私より元気がよくて。本音でズケズケとお話をされる、それはもう痛快な方でした。

転移の状況を調べるためのCT検査を怖がる私に、この方はこうおっしゃったんです。

「逃げとったらあかんよ。先生には、まだまだ生きてもらわな」

この言葉に背中を押されて、今、私は生きています。

Q7 死んだこともないのに、死を目前にした人に何が言える？

緩和ケア病棟の看護師になって丸10年、様々な終末の現場に立ち会ってきました。

私なりに患者さんが少しでも苦しまずに旅立てるように努力してきたつもりです。

でも時々、凄まじい無力感に襲われるんです。

一度も死んだことのない私のような人間が、まさに今、死を迎えつつある方に向かって、どんなことが伝えられるんだろう、と。死についてひとつもわかっていないくせに、何かお役に立てているんだろうかと思うと悩ましいです。

緩和ケア医としての先生のお考えをお聞かせ下さい。


（40代　女性）

Ａ７　何も言えない・わからないことからすべては始まります

死についてわかることなどあるんかと、私自身も悩みます。

そして、死を目前にした人に言えることとって、何があるやろ？　と。たとえ思っていようとも、今は死んでいない私が、です。しかも、誰よりも〝自分の死〟を肌で実感しているであろう、ご本人に対して。

身もふたもないお答えで恐縮ですが、一度も死んだことのない人間が、死を迎えつつある方に伝えられることとって、なにひとつないんやと思います。

そう思うことこそが、なにより大事ではないかと。

わからないことは、どうするか。

医療者として、どうしたら「お役に立てる」のか。

そう、聴くのです。その方の想いを、傾聴するのです。

「いろいろあったけど、振り返れば楽しい人生やった。好き勝手にやってきたわ」

そう患者さんが話しかけてこられたら、

「楽しい人生やったんですね。好き勝手にやってこられたんですね」

そう返してあげて下さい。それだけで十分です。何か役に立てるような言葉をかけようなんて考えなくていいんです。

人はみな、ひとりで旅立ちます。

どんなに優しく、献身的な家族がいようとも、やはり最後は猛烈に孤独なはずです。

この人は、私の話を聴いてくれる。私のことをわかってくれる。

そんな思いが、やがて次の世界へと移っていこうとしている患者さんにとって、どれほどありがたいか。どれほどの癒しとなるか。

だから、死について深く知ろうと思わなくてもええんです。

それよりも、死をどう思うか――死生観ですね。これは、持っておいて損はない。死んだらどうなるか。どこへ行くのか。自分なりの考えを持つのはお勧めです。

患者さんに「看護師さんは死後のこと、考えたことあるの？」などと尋ねられたら、初めてお話しすればええことやと思います。

あなたが無力だなんて、とんでもない。

誠実な医療者として終末期の患者さんのお役に立てることが、きっとたくさんありますよ。ご自分が思っている以上に。

Ｑ８　終末期に入った患者仲間にどんな気配りをすれば？

同じ肺がん同士、励まし合って闘病していたかけがえのない仲間が、またひとり天国に旅立ってしまいました。悔しくて寂しくて、言葉になりません。何人見送っても、「最期はあんなふうに接して、はたしてよかったんだろうか」といつも考え込んでしまいます。終末期に入った患者に、大好きな友達として、大事な仲間として、いったいどんな気配りをするべきでしょうか？　併せて注意することなどもあったら、ぜひ教えて下さい。

（50代　女性）

A8　まずは好きにさせてほしい。次に手助けを！

終末期。もしも、皆さんから気配りを頂戴できるとしたら。

私やったら、己の考えるままを、まずはさせてほしいです。なにしろ、わがままですから（笑）。

常勤の医師ほどにはバリバリ働けへんけど、非常勤の仕事を続けさせてほしい。ウィズコロナの昨今、病院経営も大変なのは重々承知しております。それでも、リストラされかけても。

また出歩くのも、リスクを抱えるがん患者としてはあんまりよろしくないかもしれへんけど、可能な範囲で外出もしたい。自らの足で動けるうちは、出かけさせてほしい。

いよいよ動けなくなったその時は、手を貸してほしい。虫のいい話ですが。最後まで自律、つまり自分で自分のことを決めさせてくれたら、わたくしははなはだうれしく、ありがたいです。

そして、もうひとつ。

人間大好きな私です。

どうか、声をかけてほしい。

特別なことじゃなくても、ええんです。

理想を言えば、「いかがですか？」ぐらいでちょうどええです。

たとえば、「元気そうですね」という言葉。

相手を気遣っているつもりが、状況によってはまったく違う受け取られ方をする可能性もありますよね。

一見元気そうなのに、実はがんのステージが進んでいたりとか。気配りどころか刃となって、相手を傷つけてしまうかもしれません。

究極、相手の気持ちって、察することはできても、１００％理解することなんて無理なんです。だから、

「いかがですか？」

これで十分です。

こう声をかけられたあなたの大切なお仲間は、きっと何か言葉を返してくれるでしょう。

「実は、……なんだよね」などと。

少なくとも私は、こんなふうに接してもらえるのが、一番うれしいです。

Ｑ９ 緩和ケア最前線のスタッフに「最後の砦《とりで》」の意識はある？

先生も著書で書かれているように、私たち患者は医者や看護師さんを心底頼りにしていますし、緩和ケアも「最後の砦」と考えています。

でも、医療者も人間。超多忙な日々を送る中、きっと疲弊《ひへい》されているはず。私た

ち患者と同じように「最後の砦」という意識を持たれて働いている方は、どれほどおられるのでしょうか？　ぜひ本音でお答え下さい。

また、そんな厳しい緩和ケアの最前線に立つ医療スタッフを少しでも助けるために、患者やその家族、患者会がお役に立てることなどありますでしょうか？

（60代　男性）

A9 おっしゃる通り〝生〟を守る最後の砦かもしれません

砦かぁ……。それも最後の砦。なるほど！

「私たち患者は医者や看護師さんを心底頼りにしていますし、緩和ケアも『最後の砦』と考えています」という言葉にハッとさせられました。大いに気付かされました。

医療者にとって、「最後の砦」は、どちらかと言えば、命の瀬戸際で闘う救急医療の現場をイメージすることが多いのではないでしょうか。あるいは、治療をする各科を思い浮かべる方もおられるはず。

緩和ケアは、病気を治す・救命する、すなわち命を守るところではありません。つらさを和らげ、最期を苦しみ少なく過ごしてもらい、旅立つ場が緩和ケア病棟。砦というより、あちらの世界、次なる世界へとつなぐ場であると、私は長らく思い込んでいたんです。

でも、相談者さんのおかげで、目が醒《さ》めました。

緩和ケアは、もはや〝命〟を守ることはできませんが、〝生〟を守る砦です。心身ともに耐えられぬほどの苦しみが生じた場合、少しでも和らげ、生きる力を取り戻していく場が、他ならぬ緩和ケア病棟です。つまりこれが、「最後の砦」——生きることにおいての、最後の砦なんですね。

がん患者となってもう2年になろうというのに。今頃気付くとは情けない。でも、とてもスッキリした気分です。現役がん患者としても、緩和ケア医としても。大切なことに気付かせてくれて、ありがとうございます。

さらに、相談者さんのお気遣い、うれしかったです。

「厳しい緩和ケアの最前線に立つ医療スタッフを少しでも助けるために、患者やその家族、患者会がお役に立てることなどありますでしょうか？」

それでは、お言葉に甘えて。

私たち医療スタッフに、存分に苦しみを訴えて下さい。我慢せずに、遠慮せずに。

私たちの仕事は、皆さんの痛みを少しでも和らげることです。

どうか、皆さんの苦しみに、気付かせて下さい。

Q10　緩和ケア病棟に入れず在宅医療となったら

超高齢化社会を迎えた今、緩和ケア病棟は常に満員に近く、望んでもなかなか入れないこともあるそうですね。現在、私は膵臓《すいぞう》がんのステージⅣ。万が一のことも頭をよぎります。できればこれ以上、家族に負担をかけたくありません。

もしも終末期に在宅医療を余儀なくされた場合、看取られる側としてはどんな心構えで過ごせばいいのでしょうか。

そして、大切なことは何だとお考えでしょうか？

（70代　男性）

A10 自宅で過ごす意味を見出せれば豊かな時間に！

緩和ケアに携わる者として、病棟に入ることを望んで下さってもベッドに空きがなく、お応えすることができないケースがあることを、本当に申し訳なく思います。海南病院においても入院待ちは常に複数名おられ、時には10名を超えることも。この傾向は、今後ますます顕著《けんちょ》になっていくことでしょう。

すでに日本は多死社会に突入しており、２０３０年には、実に47万人もの「看取り難民」の患者さんが出るとの予測もあるとか。そう、最期を迎えるために病院に入ろうにも、どこも今以上に満床で受け入れ先がないという状況が、もうすぐそこまで来ているんですよね。在宅での緩和ケアの必要性もさらに高まっていくのは間違いありません。

相談者さんは、「在宅医療を余儀なくされた場合」と書いておられます。

言い換えれば、自宅での療養を渋々強いられる、ということ。何かを強いられるって苦しいですよね。

その逆は、〝進んで〟あるいは〝喜んで〟となりましょうか。

実は、終末期に在宅医療を自ら選んだ患者さんたちは、私の知る限り、見た目からしてわりあい元気な方が多いです。

しかも、がんの進行が予想よりも緩《ゆる》やかになったのではないかと思われる方もおられます。

もう10年以上前に出会った、70代の男性患者さん。お名前をCさんとしましょう。

緩和ケア病棟に入院中、Cさんは自力で体を動かすことができなくなり、ベッドの上で生活していました。ほどなく会話もしづらくなり、意思表示も難しくなるに至って、主治医である私は、娘さんに次のようにお伝えしました。

「大変申し上げづらいのですが、あと1週間ほどでお別れとなりそうです」

すると、しばらく考え込んでいた娘さんが、思わぬことをおっしゃったのです。

「先生、だったら家《うち》に連れて帰ってもいいでしょうか。こちらで今していただいているようなことでしたら、私たち家族でも何とかやれそうです。父は、最期は家に帰りたがってましたから。何とかお願いします」

正直なところ、娘さんのお申し出には面喰らいました。この状態で、家で看取るのは大変やぞ……、と。

でも、娘さんの意志は固く、以前通っていたかかりつけ医に往診してもらうなど手《て》筈《はず》も整い、急きょ退院となりました。一両日中の出来事やったと記憶しています。

ところが後に、驚きの事実を知らされることとなりました。

なんと、Ｃさんは退院後、大好きなご自宅で１か月も過ごせたというのです！

これは極端な事例かもしれません。私の余命に対する診立てが間違っていた、少なくとも１週間の余命ではなかった、すなわち誤診だと指摘されることもありましょう。

ごめんなさい。

だとしても、ここだけの話、私にはうれしい誤算です。

Ｃさんは会話しづらく、もう意思表示できないなどと勝手に憶測していましたが、自宅に帰れたことはきっと理解できていたのです。最期は家に帰りたいという想いを実現できたのだと。

己の想いを実現できたら、うれしくなりますよね。うれしくなると、やる気も出てきます。やる気が出れば、生きがいにもつながります。

生きがい、すなわち生きる意味ですね。

終末期、図らずも自宅療養となった時に大切なのは、自分が自宅で過ごす意味を、ご自身で見つけることやと思います。

たとえば、お気に入りの音楽をヘッドホンなしで一日中、浴びるように聞いてみる。

リビングに差し込む気持ちのいい日差しを、ゆっくりと浴びてみる。

どちらも病院では無理ですよね。自宅にいてこそ、できることです。

どんな些細なことでも構いません。「今、ここにいる意味」が見出せれば、もしかしたら病院で終末を過ごすよりも、はるかに豊かな時間となるかもしれません。

ご家族への負担を考えるのはわからないでもないですが、こっちは患者なんやから、迷惑かけるのは当たり前。何も悪いことなんかないですよ。第三章のQ11でも触れた通り、病院にご相談いただければ、在宅医療へのつなぎやサポートなど、ご家族への支援は整っていますから、どうぞご安心下さい。

支えてくれる家族にめいっぱい感謝しつつ、盛大に患者風を吹かせようじゃありませんか。

Q11　もう疲れました。安楽死したい

肺がんと闘って3年。苦しい治療に耐え続けているのに、よくなるどころか悪化の一途で、もう疲れました。

いっそこの世から消えてしまいたい。でも、自死は痛くて苦しそうだし、楽にあの世に行けるのは安楽死かな、と。いつか日本でも認められるようになったら、真っ先に手を挙げるつもりです。もっとも、その頃にはこの世にいないかもしれませんが……。

「しぶとく」生きておられる先生には、さぞや意気地《いくじ》なしに見えることでしょう。

こんな私に、何かよきご助言をお願いします。

（60代　男性）

A11　スイスやオランダに行くより楽な方法があります

私も苦しい治療に耐え続けているのに、決してよくなっている気はしませんよ。

もう疲れたと言えば、疲れましたね。

だから、私もあなたの仲間です。

あなたが意気地なしなら、私だってそうです。

がん患者って、多かれ少なかれ意気地――すなわち気力や元気がないものではないでしょうか。

しかも、私はあなたほど闘病できていません。3年も苦しい治療に耐え続けておられるあなたに対して、私はまだがんを生きて2年余り。あなたのほうが、はるかに苦しいのでは、とお察しいたします。

でも、第三章のQ10でお伝えした通り、私は現時点では、安楽死に反対です。

たとえ、日本で法的に認められるようになったとしても、医者として極力不可を貫くでしょう。

安楽死は「苦痛のない」自死です。そして、自死は殺人です。

何人といえども、ひとの生命《いのち》を止めることはできない。生命は本人にとって唯一無二のかけがえのないもの。ここでいう〝ひと・本人〟とは自己および他者を問いません。

あなたには決して殺人者になってほしくないし、私も殺人者になどなりたくない。

「そんなん、きれいごとや」

「長年苦しみ続けて、絶望しきった本人の気持ちも考えんと」

そんなご批判もいただくかもしれませんね。

京都で起こった、安楽死という名の嘱託殺人について触れさせて下さい。

私にとって、事件そのものよりショックやったのは、ネット等に溢れた、医師2名を擁護《ようご》する声でした。金銭のやりとりがあったのはまずかったけれど、被害者の女性を、彼女が望む「死」という形で楽にしてあげたのだから、ある種の善行だったのでは、などと。

愕然《がくぜん》としました。

女性がかかっていた神経難病とがんを一緒に論じるのは、確かに難しいかもしれません。

最大の違いは、治療ができるか否か。

がんには数々の治療法があり、うまくいけば治すことも可能です。しかし、残念なことに、神経難病には今のところ有効な治療法はなく、進行を完全に抑え込むこともできません。決して同一の視点では語れないのも、また事実です。

でも、病という大きなくくりの中では、両者は同じです。

神経難病が計り知れないほどつらい病気であることは、医師としてよく存じ上げています。

それでも、私は彼女に生きてほしかった。生きていてほしかった。きれいごとやと批判されても、どうしても。

失礼を承知で申し上げるのならば、彼女はきっと、以前のように生きることをあきらめきれへんかったと思います。

発病する前に、趣味の旅行で世界中を飛び回っていた頃の写真をメディアで拝見しました。実に生き生きとした笑みを浮かべておられ、それだけでたまらない気持ちになりました。

治療法がないということは、患者にとって「生きるか、死ぬか」を意味します。この苛烈《かれつ》な状況を生き抜くためには、他ならぬ彼女自身の価値観が変わることに期待するしかありません。

私もそうでしたが、前のように生きるのをあきらめられると、気が楽になります。

気が楽になると、体もほんのちょっと楽になる。

患う前、１００キロ以上あった私は食べることが大好きでしたが、手術で胃をほとんど切除してからは一変しました。焦って無理に口にしようとすればするほど、体が受け付けてくれへんかった。悪夢でした。

でも、半年近くたって、「食べられんでも生きられるんや」って気付いてあきらめたら、なんと少しだけ食べられるようになったんです。

あきらめて楽になった私は、一方でこうも思います。

今の日本は、あきらめて生きていくことをよしとしてくれる、許してくれる社会ではないのかもしれん、と。

たとえ30人のケアチームがついて、24時間懸命に支えてくれていたのだとしても、彼女の気持ちは日々、揺れていたのではないかと拝察いたします。

彼女が死を望んだのは、生きたいことの裏返しだったのではないか。

「こんな体で生きていたって仕方ない」と彼女に思わせ、追いつめてしまったのは、急速に他者への想像力を失いつつある今の日本社会ではないか——そう思えてならないのです。

生きてちゃいけない人なんて、いるわけない。

幸せになっちゃいけない人なんて、この世のどこにもいないんです。

あなたも私も、がんだけど、生きられるはずなんです。

もちろん彼女だって、そうやったんです。

悔しいです。

安楽死より、楽になれる方法があります。スイスやオランダに行く時間や多額のお金もかかりません。たとえきれいごとと言われようとも。

主治医に相談し、緩和ケアにつないでもらうなどして、今すぐ徹底的に苦痛を取ってもらいましょう。取り除くことが無理なら、少しでも和らげてもらいましょう。しつこく、何度でも、「痛い」「どうにかしてくれ」と、遠慮なく叫び続けるのです。

そんなことしたら、ドクターやナースから鬱陶《うつとう》しがられないかって？

心配ご無用。医療者は、苦しむ患者を援助する人たちですから、忖度《そんたく》する必要はまったくありません。

しかしながら、もしも万が一、そんな不《ふ》心《こころ》得《え》者の医師や看護師がいたとしたら？

嫌がられている、もしくは鬱陶しがられていると感じているのは誰でしょう。そう、患者であるあなたです。

あなたがそんなふうに憶測しなければいいんです。むしろ、「主治医やナースの皆さんは喜んで、私たち患者の苦痛を和らげてくれているに違いない。だったらもっと喜ばせてやろう」ぐらいの勢いで。

こう考えるほうが、気楽になりませんか。

気楽に生きることと、しぶとく生きること。根っこは同じです。

いい人になんか、ならんくてええやないですか。

生きていきましょうよ。一緒に、しぶとく。

あ、先ほどお話しした、「主治医やナースの皆さんは喜んで、私たち患者の苦痛を和らげてくれているに違いない」という、アレ。実際その通りなんです。

私たち医療者は、好き好んでこの世界に入ってきたんです。

お願いですから、どうか私たちに仕事をさせて下さい。

私たちの仕事は、皆さんに生きてもらうことです。

命ある限り。

Q12 大橋先生にとって「最高の死」とは?

残念ながら、人はいつか死んでしまいます。今まで見送られた患者さんで、「これは素晴らしい逝き方だ!」と感動された例などあれば教えて下さい。
また、先生にとっての「最高の死」とはどんな形ですか? 最後は住み慣れた我が家で、ご家族と過ごされたいでしょうか?
(70代　女性)

A12 大切な人にしっかりお別れできることです

おっしゃる通り、人はいつか死にます。

言い換えれば、必ず死ぬものです。生き物だから。

「素晴らしい逝き方」、「最高の死」。あったらいいですよね。

でも一方で、私にはどうしても、こういったフレーズに異様な感じというか違和感も拭《ぬぐ》えないんですよね。

やっぱり死は楽しくはないし、うれしいものでもありません。少なくとも私にとっては。うれしくもないものを、素晴らしいとか最高などとは、ちょっと思えないです。

しかしながら、最期に立ち会わせてもらった現場で、感動させられたことは少なからずあります。

実は、緩和ケア病棟のお見送りは、他の病棟とは少々違っています。

死の三徴候《さんちょうこう》をご存じでしょうか。

そう、呼吸停止・心停止・瞳孔《どうこう》の対光反射消失の3つです。

内科医時代は、患者さんの臨終《りんじゅう》の際、いわゆる死の三徴候を確認した上で、ご家族にこのように告げていました。

「○時○分、お亡くなりになりました」

しかし、緩和ケア医となってから、この光景は変わりました。

呼吸停止については、看護師が確認するケースが多いです。息をしているかどうかの判断に、資格は不要です。

その段階で看護師はご家族にお知らせし、お別れの時間を持っていただく。

緩和ケア医である私に連絡が来て病室に入った時には、すでにご家族はお別れを済ませていることがほとんどです。

もはや私の出る幕はないのですが、

「○○さん、もうお別れです。わたくし最後の診察をさせてもらいます」

と、お声かけし、まだぬくもりが残る胸に聴診器をあて、ペンライトで目を照らす。心停止と瞳孔の対光反射消失を確認する形です。

これすらしなくてもいいのでは？　あるいは、形骸化《けいがいか》しているのでは？　というご意見もあるでしょう。実際、私も一時、脈をとるだけに止《とど》めていたことがあります。聴診器やペンライトによる診察も、お別れの済んだ臨終の際には、どこか機械的な所作に見られるのでは……と危惧していたからです。

でも、やらなければやらないで、気にされるご遺族も確実におられます。だから、今はあえて行っています。すべて納得して見送っていただけることが一番ですから。

最後の診察を終えて、永遠の眠りについた患者さんに、私は話しかけます。

「○○さん、よく頑張られましたね。ゆっくり休んで下さい。これからも家族皆さんのこと、見守ってて下さいね」

そのあと時計で時刻を確認して、

「〇時〇分、お別れです。家族の皆さんも、よく頑張られました。本当にありがとうございます」

医療者とご家族、互いに深く礼を交わして病室を後にしようとしたその瞬間、忘れがたい場面がやってきました。

娘さんたちが、お母様のご遺体にすがりつき、叫んだのです。

「お母さんの娘でよかったぁ！　ありがとう」

「本当にありがとう‼　私を産んでくれて」

悲しみ一色に覆われていた病室に、なんともあたたかな空気が溢れ、気付けば娘さんたちだけでなく、看護師も、私も、泣いていました。

ご年齢から推測するに、ふたりの娘さんとお母様が親子だった月日は、30年余りだったはずです。もっともっと一緒にいたかったことでしょう。残念で、悲しくてたまらなかったに違いありません。

そんな大好きなお母様の旅立ちを、深い感謝をもって見送ってあげられた。しっかりと、後悔のないお別れができた。

これこそが「最高の死」であり、「素晴らしい逝き方」そして「最高の生」の結果やと思うのです。

私も、しっかりとお別れができる死を迎えたいです。

最後は住み慣れた我が家で、家族と過ごしたいかどうか?

もちろん、イエスです。我が家がええです。

わがままが言えますから。わがままを押し通せますから。

もっとも、いよいよ意識が混濁《こんだく》してわがままも言えなくなったら、入院するなり何なり、家族に一任します。ヨメさんや息子にも、そのように伝えております。

我が家では、最期というよりも、「最後」を過ごしたいですね。

あかね。

広将《ひろまさ》。

そん時は、よろしくな。

「最期までほんっと、わがままでしぶとい人やったわ」

って笑ってくれれば、本望や。

特別編1

コロナの時代にがんを生きる

Q1　東京五輪を見ることを目標にしてきたのに

東京五輪を見届けることを目標に頑張って闘病してきたのに、1年延期・最悪中止の可能性もあると聞かされて、とてもガッカリしました。「ならば、もう1年」と気持ちを切り替えたいのですが、患者会は再開の目処《めど》が立たず、仲間と語り合う機会もなくなって落ち込む一方。来年生きていられるかどうかもわからない私たちのような患者にとって、これほどひどい仕打ちはあるだろうかとひたすら恨《うら》めしいです。

先生も、手記で〈東京五輪の前年に生まれて、東京五輪の翌年に死ぬ。まだこっちのほうがいい。あと1年以上は生きられることになるから〉と書いておられましたが、今回の延期を受けて、どのように折り合いをつけられましたか？

（60代　男性）

Ａ１ 目標は消えても、変えられるものはあります

もうホント、どういうことなんや⁉　って感じですよね……。

「来年生きていられるかどうかもわからない私たちのような患者にとって、これほどひどい仕打ちはあるだろうかとひたすら恨めしいです」。まったく同感です。折り合いをつけるどころか、イヤな予感すらしています。

昭和の東京五輪の前年に生まれた私は、令和の東京五輪の前年に死ぬのではないか、と。

コロナの影響でまだまだ不透明とはいえ、来年２０２１年の開催となった場合、わたくし大橋洋平は今年、つまり２０２０年に〝ご臨終〟となるかもしれない。

なにをバカなことを、と笑っていただいても構いません。むしろ来年、「あんなこと書いとったけど、先生、まだ生きとるやないですか」と突っ込んでほしい。

でも私は、大真面目にそう思っています。

ギリギリで生きている進行がんの患者にとって、縁起やジンクスってすごく気になるものなんですよね。

「ああ、このポロシャツを着ていた時に、転移を告げられたんやったなぁ」とか。

で、受診する日は、なんとなくそのシャツを選ばなかったりして。

相談者さんは、東京五輪を見届けることを目標に、頑張って闘病されてきたんですね。

この「見届ける」という言葉に、深い想いが込められているような気がいたします。東京五輪の最後、すなわち最終日までしっかりと見届けたい。ご自身の人生の集大成を重ねておられたんやないかと推察いたします。

そんな中での1年延期。これは気持ちの持っていきようがないですよね。

「コロナ感染症の治療薬やワクチンもすぐには出てこない。だから1年先、あるいは2年先といった長期戦の覚悟が我々には必要だ」

政治家やら感染症の専門家やら、偉い方々のごもっともな言葉も、私にはそれほど響きません。1年先、2年先にはすでにこの世にいない可能性が否めないからです。転移のある私にとって、1年先の生命《いのち》は夢のまた夢。期待はしたいけれども、目標にはなりえません。

コロナの終息や収束よりも前に、己の生命が終息するかもしれへん。

がんとの闘いだけでもしんどいのに、コロナとも闘わなあかんのか。

ため息を１００万回ついたところで、事態はまったく変わりません。

ならば、自分自身の考え方を変えるしかない。

こうなったのも、やっぱり「さだめ」でしょう。それも、「オレの」さだめ。これが一番しっくりくる気がします。

物事が上手《うま》くいく人、いかない人に対して、世間ではしばしばこのように表現しますよね。

「持ってる」「持ってない」などと。

ところで、持ってるって、何を？　テクニック？　それとも秘訣《ひけつ》？

いや、違う。何か運命的な、宿命的なものやと最近私は考えています。

これが、さだめ。己のさだめ。

ジストにかかったのも、さだめ。かかったジストの悪性度が極めて高かったのも、さだめ。肝臓に転移したのも、さだめ。それにもかかわらず2年間生きてこられたのも、さだめ。

決して折り合いがついたわけではありませんが、「さだめ」と思うことで、ずいぶん気が楽になったのは事実です。
だから今は、東京五輪を見られても、見られなくてもＯＫです。ＯＫやと受け止められると信じています。

Ｑ２　肺転移で咳《せき》込《こ》む私に周囲の視線が冷たくて

現在ステージⅣです。生きている自分の時間を大切にしたいので、感染予防対策をしっかりした上で外出しています。ただ、肺に転移があり、嚥《えん》下《げ》機能も落ちていることから、どうしても咳込むことがあって……。

この前、喫茶店で咳込んだ時、マスクをしていても周囲の視線が突き刺さるようでつらかった。「違うんです。コロナじゃありません。がんなんです‼」と叫びたい気持ちでした。私のような存在も、社会から排除しないでほしい。だけどやっぱり、重症化のハイリスクを抱える患者は、家でおとなしくしていたほうがいいのでしょうか？

（40代　女性）

Ａ２ がん患者の武器「ヘルプマーク」で抵抗しましょう

文面を拝読して胸が痛むと同時に、怒りも湧いてきました。

「私のような存在も、社会から排除しないでほしい」と書いておられるけれど、あなたのような存在、つまり、必死でがんと闘っておられるあなたのような患者さんこそ、社会では大事にされるべきなのに。悔しいです。

前著『緩和ケア医が、がんになって』で、私はがん患者特権を訴えました。

たとえば、がんになったら消費税免除、住民税１割引、公共機関の交通運賃は半額、レストランでの３割引など。いずれも、まずはがん患者が安心して暮らせる社会であってほしいという想いからです。今ならさしずめ、「Ｇｏ　Ｔｏ　がん割引」となりましょうか。

しかしながら、現実的にはほぼ不可能と言えます。

日本人は、いや人類は、古来より差別や偏見といった課題をいまだに解決できていませんから。

社会を変えることは、至難《しなん》の業《わざ》です。

ならば排除された、あるいは排除されそうになったら、どうするべきか。

ここから先は、患者風全開でいかせていただきます。

私だったら、まず抗《あらが》う。全力で抵抗します。

ただしこれは、差別や排除をしようとした人に暴力でやり返すといった、野蛮《やばん》なことではありません。

がん患者には、健康な方が決して持てない「武器」がありますよね？

あなたもすでに所持しておられるかもしれません。そうです。私もヘルプマークを持っています。発病後、地元の町役場に申請して、その日のうちにありがたく頂戴しました。

ご存じない方のためにちょっとご説明すると、ヘルプマークとは、障害や難病等が外見からはわからない人が、支援や配慮を必要としているのを周囲に知らせるものです。もともと東京都福祉保健局が作成したものが全国に広がっていきました。

赤い下地に白抜きの十字とハートがデザインされており、けっこう目立ちます。これをわざと人目を引きやすいところに身に付けて喫茶店に入る。電車やバスにも大手を振って乗ります。

あるいは店に入ってから、乗車してから、おもむろにブツを取り出して、見せびらかすよう身にまといます。ヘルプマークはお金を積んでも買えるものではありません。まさに患者風を吹かせて。

これが、社会の無理解や差別、排除に対する私の抵抗。差別との闘い方です。

そして、ヘルプマークも太刀《たち》打ちできないような状況になったら、逃げる。

とはいえ、わがままな私は、家でおとなしくするつもりなど毛頭《もうとう》ありません。ほとんど誰も来ないような自然の中に浸ります。密閉、密集、密接の3密なんて、へっちゃらです。

たとえば、人里離れた滝のほとり。だだっ広い浜辺。この間、ヨメさんと行ってきました。めちゃくちゃよかったぁ。自分の悩みやがんの進行なんて、とてもちっぽけなものに思えて。大したことないなぁって。

自然界の中で、この地球上で、生を実感できたことが本当によかった。

すべて地元・三重県内です。ご希望とあらば、わたくし一押しスポットを喜んでご紹介いたします。

三重は、ええとこですよ。お伊勢《いせ》さんに志摩《しま》の海、私の住む木曽岬町《きそさきちょう》も美しい鈴《すず》鹿三山《かさんざん》が望めます。ぜひお訪ね下さい。ヘルプマークをばっちり付けて。

コロナ重症化のハイリスクを抱えた患者だからといって、すべてをあきらめなくてもええんです。できることを、できる時に、自由にやろうじゃありませんか。

たった一度きりの、限りある我が人生。少なくとも、発病しなかった場合の一生よりも、確実に短いはずなんですから。

Q3 体調不良に「もしやコロナ？」と怯える日々

抗がん剤を服用中です。今後のさらなる感染再拡大に備えて厳重警戒を続けていますが、時折発熱すると、「もしや、コロナに……？」と怖くてたまりません。でも、がんの治療をしてもらっている主治医に相談するのは筋違いのような気がしますし、別の病院にかかるのも、それはそれで危険なような気がします。

女優の岡江久美子《おかえくみこ》さんは、乳がん手術後の放射線治療で免疫力が低下してコロナに罹患《りかん》され、亡くなられたとの報道もありましたよね。医療関係の方が否定している記事も読みましたが、本当のところはどうなのかと不安です。
がん患者は「コロナかもしれない」と思った時、どうするべきなのでしょうか？
（50代　男性）

Ａ3　がん患者が手厚く診てもらうのは「権利」です

持病のない健康な方たちですら、コロナにかかることをあれほど怖がっているのです。まして、抗がん剤により白血球が減少して免疫力が低下し、重症化のリスクを抱えたあなたや私のようながん患者は、なおさら。

相談者さんは「『コロナかもしれない』と思った時、どうするべきなのでしょうか？」とお尋ねですが、がん患者は健康な人よりはるかに手厚く対処してもらうべきやと思います。すべきことではなく、してもらうべきことです。義務ではなく、権利です。

ですから、「もしや……」と不安に思ったら、まずは主治医に話してみて下さい。

決して筋違いではありません。むしろ、他の病院に出向いてイチから状況を説明するほうが時間・費用・安全性すべてにおいてよろしくないです。

　そして、私やったら主治医にこう訴えますね。

「がんでならまだしも、コロナでは死にたくない。何が何でも助けてくれ！」

がんで死ぬのはさだめやと思えても、コロナで死ぬのは、現時点ではさだめとはまだ思えないから。

　そして、可及的速やかにＰＣＲなどの検査を受けさせてもらう。

陰性やったら、それはそれでホッとできるでしょう。

むしろ、不安が募って免疫力が低下するほうが、がんには悪影響を及ぼすのではないでしょうか。

岡江久美子さんについては、私は次のように捉《とら》えております。

がん治療で免疫力が低下することは、無論ありえます。

もっとも彼女が受けていたとされる初期の乳がん手術や放射線治療は、通常、全身へのダメージが少なく、それほど免疫力を下げるとは考えにくいです。私も報道された医療関係者と同意見です。

しかしながら、悪性腫瘍を抱えている時点で、やはり免疫力は低下していることでしょう。哀しいかな、私も同じです。

岡江さんは発熱後も数日にわたり、自宅で療養されていたとか。

もしも早期にＰＣＲ検査等が行われて、スピーディーに何らかの治療が開始されていたならば、救えた生命だったかもしれない。どうにもやりきれないです。

もちろん詳細を知る術《すべ》のない、第三者の勝手な憶測に過ぎないことは言うまでもありません。

ただただ、岡江さんのご冥福《めいふく》をお祈りいたします。

萎えそうな気力を振り絞って、貴重なお金をたくさん使って、過酷ながん治療にここまで耐えてきたのに、突然降ってわいた新参者のコロナウイルスにやられるなんて、どう考えても悔しいやないですか。

どうか「おかしい」と思ったら、できるだけ早く主治医に相談なさって下さい。

私も、必ずそうします。

Q4 勤務先の病院で感染発覚！　極限状態に

私が看護師として働く透析クリニックでも、患者さん1人が感染しました。幸い院内感染は起きなかったものの、数人の同僚が自宅待機となり、肉体的にも精神的にもきつかったです。私自身もすでに感染しているかもしれないと思うと怖かったですし、透析患者さんは高齢で糖尿病の方も多いので、万一、感染させたら大変なことになります。防護具の不足にも困りました。たった1人の感染で、これだけ追い詰められた気持ちになるとは……。

大橋先生が院長のお立場だったら、極限状態にある看護師たちにどんな言葉をかけられますか？

（30代　女性）

A4 スタッフは徹底的に守られるべき存在です

このコロナ禍で、看護師としてよく頑張っておられますね。心身ともに疲弊されていることと思います。それが医療者の仕事、宿命とはいえ、自らの命を危険にさらしているのですから。

どの病院も、外来患者が激減するなど多大な影響を受け、収益が悪化しています。某大学病院では、夏のボーナスが出ないことに反発した看護師が数百名規模で退職の意向を示し、大騒動となりました。

結局、後になって病院側が1か月分の賞与を支給すると発表し、事態は沈静化しましたが、

「ボーナスを出し渋られた上に、危険手当ももらえないなんて……」

そんな嘆きを残して辞めていったナースも多いそうです。

私は、彼女たちを責めることはできません。その通りやと思うから。

終息まで長丁場となるのは確実と見られている中で、ナースとしての不安も尽きないことでしょう。

もしも私が院長やったら——ごめんなさい、院長になっている私自身をまったく想像できないので、今度生まれてきたら、ということで考えてみました。

もしも私が院長やったら、極限状態にあるスタッフに、どんな言葉をかけるのか。

普通に想像すれば、たとえば、

「苦しかったら、いつでも言ってね」

「私にできることなら、何でもさせて」

「一緒に頑張りましょう！」

あたりでしょうか。

いかがですか？　生きる力や勇気をもらえましたか？

必ずしもそうとは限らないですよね。

なんと月並みな、上辺だけの応援、励ましなんや……。

そう思われてしまっても不思議はない。言葉自体には特に問題ないはずなのに。

なぜか？　それは、その場の状況、すなわち声をかけてくれる院長と、ナースであるあなたとの信頼関係によるからです。

本書でも繰り返し触れてきた、信頼関係。

心から信頼している相手からかけてもらった言葉は、たとえどんな陳腐《ちんぷ》なものでも、私ならば響きます。好ましい方向に。まさに、生きる力や勇気をもらえる言葉になります。

一方、信頼していない、あるいは到底信頼できない相手からの言葉となると、響くどころか嫌悪感さえ抱きかねません。

だから、生まれ変わって何かの間違いで院長になったりしたら、看護師を始めとする職員、スタッフに信頼されるように尽力《じんりょく》したいです。患者さんに安心して治療を受けてもらえるのは、健やかなるスタッフがいてくれてこそ。彼らのおかげで、初めて医療を実践できるからです。

防護具や医療用マスクなどを可能な限り揃えた上で、スタッフの皆さんにこうお伝えすると思います。

「病院として、院長として、私はあなたたちスタッフを守ります。心身ともに」

「体調不良を感じた時には、すぐに知らせて下さい。そして仕事を休んで下さい」

最後に、許されるものならば、こうも言いたいです。

「今は無理でも、この先、当院の診療や経営がコロナ前のように復活できた暁《あかつき》には、給与の応援を少しばかりさせて下さい」

私自身、肩は貸してもらったほうがいいから。

叩かれるよりも、断然。

Q5　面会禁止で最期のお別れができなかったら

コロナで亡くなられた志《し》村《むら》けんさんのお兄様が、面会も、最期を看取ることも、ご遺体を見ることもできなかったというニュースがありました。私の周りでも同じような体験をされたご家族がいて、いきなりご臨終の連絡が病院からあり、「これから火葬の手配をします」と告げられたそうです。感染を防ぐためには致し方ないとはいえ、きちんとお別れできなかった家族はとてもつらかったと思います。

こんな時、緩和ケア医として、どんなふうに遺族をサポートするべきだとお考えでしょうか？

（40代　男性）

A5　患者さんの姿を心に刻んで私たちがお伝えします

第四章のQ12で、私にとって「最高の死」は、大切な人にしっかりお別れできることだとお話ししました。

本当につらいことに、志村さんにはそれが許されなかった。ご本人の無念、なによりご遺族の深い悲しみ、悔しさを思うと、心底やりきれません。

私自身、入院生活の唯一の生きがいは、愛する家族との面会でした。

ヨメさんや息子に二度と会えなければ、オレは死んでしまう。

大げさでなく、そう思ったものです。

家族もそれは同じだったのではないかと。

コロナ重症化のリスクを抱えるがん患者として、志村さんの訃報《ふほう》はまったく他人事とは思えませんでした。謹《つつし》んでご冥福をお祈りいたします。

今回のコロナ禍で、志村さんとご遺族のような大変厳しい局面に立たされた方が、たくさんおられます。感染再拡大やワクチン開発の滞《とどこお》りによっては、今後、ますます増えるかもしれません。

生前と同じ姿の故人にすがり、思いっきり泣き、めいっぱいお別れできたご遺族は、お葬式や四十九日などの節目《ふしめ》をこなすうちに、少しずつ、自然に悲しみから解き放たれていくものです。

ですが、病院で面会も、最期を看取ることも、ご遺体と対面することもできず、再会が叶った時には荼毘《だび》に付されていた――。そんな過酷な別れは、ご遺族の悲しみをなかなか癒すことができません。

愛する者なき生活の、新たなスタートが切れないからです。

私たち緩和ケアに携わる医療者にとっても、ご遺族のサポートは非常に難しい事案となっています。コロナ前には当然できていたことが、ウィズコロナの今、できなくなっている。ご面会やお看取りをしていただきたくても、感染リスクを考えると、どうしても二の足を踏んでしまいます。

もちろん私たちも、ただ手をこまねいているわけではありません。患者さんやご家族のお役に立てそうなことには積極的にチャレンジしております。たとえば、窓越しの面会、手紙・写真・ネットでのやりとりを支援するなど。

ご遺族の方の悲しみに対するケアも、今まで以上にやらなくては、と肝に銘じています。ただでさえつらいお別れを、こんなむごい形で強いられるのです。「一目だけでも会いたい」という患者さんとご家族の願いを、最後まで叶えて差し上げることができぬままに。

いったい、私たちに何ができるのだろうか。

コロナ禍が始まってから、ずっと考え続けてきました。

そして、あることに思い当たりました。

患者さん、おひとりおひとりの姿を、できる限り心に刻もう。

そして、ご遺族の方に、しっかりお伝えしようと。

かつて、緩和ケア病棟でこんなことがありました。

コロナ禍の前は、終末期医療という特性上、患者さんの最期にご家族が立ち会えるケースは他の病棟より多かったと思います。24時間、面会も許されていましたから。

ですが、容体が急変し、ご家族の到着がご臨終に間に合わないこともしばしばありました。

末期の膵臓がんで入院されていたDさんも、そのおひとりでした。

午前8時半過ぎ、ご家族が病室に駆け付けた時には、すでに息を引き取っておられたかと思います。

昨日の夜までは元気そうに見えたのに。なんで、こんなに早く……。

茫然《ぼうぜん》とする奥様や息子さんに、担当のナースがDさんの最期の様子を打ち明けたのです。

「朝ごはんは、ちゃんと召し上がってました。パック牛乳も全部飲まれて。その後、歯磨きをして差し上げたら、パジャマが少し濡れたので、着替えるのをお手伝いしたんです。その瞬間、ふうっと前に倒れられて……」

まだ若いナースは、話しながら泣きじゃくっていました。

そんな彼女と、満ち足りたような顔で眠るＤさんを見て、奥様は泣き笑いしながら、こうつぶやかれたそうです。

「お父さん、牛乳好きだったもんね……。よかったわねぇ、上手にあの世に行けて」

と。

そして、最期の様子を教えてもらって、とても救われた、と。

緩和ケア医を生業《なりわい》として17年余。実に、２０００名もの方をお見送りしてきました。でも、お見送りしたのは「２０００人」という単なる数字ではない。おひとりおひとりに大切なお名前があり、大切なご家族がいて、２０００通りの大切な人生があったのです。

残念ながら、すべての方を詳細に思い出すことは難しいですし、今、病棟におられる皆さん全員の最期の瞬間を見届けることは無理かもしれません。

それでも、私たちを頼って来て下さった患者さんたちの姿を、できる限り心のメモリーに刻み込み、ご家族の方にお伝えしようと思います。

面会が叶わず、愛する人のラストを見届けることができなかった、ご家族の皆さん。

皆さんの切なさ、悲しみは、私たちが全力でケアいたします。

粘り強く、何度でも。

新しい一歩が踏み出せる、その日まで。

Q6 なぜかかった人が謝《あやま》らなきゃいけないの？

スポーツ選手や芸能人がコロナになって治療を終えた後、謝罪文を発表したりしますが、納得できないです。好きでかかったわけじゃないし、どこでどんなふうにうつるかわからないのだから、謝るべきことじゃないはず。他の人が非難するのも嫌な感じがします。

こうした社会の攻撃的な雰囲気を変えていく方法はあるのでしょうか？
（60代　男性）

Ａ６　本人が「悪くない」と思えば謝る必要まったくなし

相談者さんのご意見に、私も「ほぼ」同感です。

なんで謝らなあかんのかな、と思います。

「熱があったのに、どうして接待飲み会なんかに行ったんだ」とか、「クラスターが発生したのは××のせいだ。世間に謝れ」などとまくし立てるテレビのコメンテーターも見苦しい。感染した本人にとっては、体調が悪くても参加せざるをえない、やむにやまれぬ事情があったのかもしれへんのに。

で、なぜ「ほぼ」同感なのか。

ちょっと不思議なんですよ。謝っている方たちが。

いったい何を謝罪しているんやろな？　って。

コロナ流行地域にいるのに、手洗いをしっかりやらなかったから？

自粛要請が出ている中で、夜の街に遊びに行ったから？

熱を押して練習に参加したら、チームメートにうつしてしまったから？

いったい「何を」謝っているのかよくわからない。なんだか他人から指示されて渋々謝罪しているように見えてしまうんですよね。だから心に響かない。

誰に対して、何を詫びているのかよくわからない謝罪。なんだか妙な気持ちになりますね。

私、常々、目的語って重要やと思うんです。

たとえば、「健康な体に戻ることはあきらめた。でも、生きることはあきらめへん」といったように。「何を」あきらめ、「何を」あきらめないのか。目的語をはっきりさせると、文字通り、生きる目的が明確になるんですよね。

話を元に戻します。

今回のコロナ禍を機に、日本の社会から寛容さが急速に失われ、余裕もなくなっているのを、私も肌で感じます。いややなぁ、寂しいなぁと思います。

だからと言って、この雰囲気を変えていく方法はあるかと問われれば……ごめんなさい、荷が重いです。なにせ社会が相手ですから、巨大すぎます。

社会を変えられないのならば、こちらが変わるしかありません。

もし私がコロナ感染の当事者になってしまったならば、まずは、

「己が悪いと思ったならば謝る。そうでなければ謝らない。そして謝る時には、何を謝るのかハッキリ示す」

そして、ネット等でさらなるバッシングが噴出したら、

「見て見ぬふりをする」

中にはこんな時、批判や非難で埋め尽くされたＳＮＳなどを見ないようにする、という声も耳にします。これができればなによりです。知らぬが仏になれますから。

しかし、ここまでスマホを始めとするデジタルツールが生活に入り込んでいる昨今、見ないようにする・聞こえないようにするって、かなり難しいですよね。シャットアウトしているつもりでも、見えてくるし、聞こえてもくるからです。

だから、「見て見ぬふり」を決め込む。ただし、ここでも「見ぬ」はなかなか至難の業。「見ぬ」ようにするという時点で、「見る」ことを意識していますから。

誰だって、批判や非難はへこみます。

別のところに意識を持っていこうとしても、簡単にできることではありません。

でも、方法はあるんです。

ある人が、面白《おもしろ》いことを言ってました。

「批判や非難も、注目されている証拠。だからオレはうれしい」

驚くべき価値観の転換ですね。素晴らしい！

私はそこまでメンタルが強くないかも……。せいぜい、

「好かれるも八卦《はっけ》、嫌われるも八卦」

このぐらいに捉えていたほうが、気楽に生きられそうです。

感染の当事者でない場合は、たとえ誰かが世間の槍玉《やりだま》に挙げられていたとしても、ただ見守ります。ああだこうだと、コメントすることは控えて。

「自分が悪いと思ったから謝っている。そう思わないから謝っていない」

本人の思いをシンプルに信じて尊重します。

私も、己の思いを尊重してほしいから。

最後まで、思ったように生きていきたいから。

あなたにも、私にも、それが許される社会であってほしいのです。

Q7 コロナ差別、がん差別にどう立ち向かえば？

近所の3人家族がコロナに感染しました。老親2人が亡くなり、長女も入院という悲惨な事態だったのですが、なによりショックだったのは、町内の人たちの反応でした。長女を死神呼ばわりし、留守宅には「この町から出て行け」といった心ない貼り紙が何枚も、ベタベタと。人間の差別の本性を見た気がして恐ろしくなりました。

私は治療を終えたばかりのがん患者であり、性的マイノリティーでもあります。がん患者もまた「がん家系」という言葉でくくられ、結婚に支障が出たり、近所に知られてはいけないと病名を隠したりすることがまだあるようです。

偏見、差別をなくしていくことが治療でも重要かと思いますが、患者としてどう立ち向かっていけばいいのでしょうか？

（40代　男性）

A7 「みんなちがって、みんないい」を合言葉に！

親御さんふたりをほぼ一度に失い、ご自身も入院されたという女性が不憫《ふびん》でなりません。

今頃、どうしておられるのでしょうか。

何とか回復されてお家に戻られたとしても、近所の人の嫌がらせが続いているかもしれません。

緩和ケア医として、この方の心の痛みが少しでも軽くできるようご支援したいです。きっと、たくさんの深い傷と孤独を抱えられてしまったのでは、と気がかりです。

この特別編1のQ2で、私はこうお示ししました。

社会から排除されそうになったら、抵抗する。そして逃げる、と。

ただし、この方の場合、抵抗する気力も逃げる力も、もはや失われているかもしれません。「逃げる」はすなわち、住み慣れた家を捨てて、町から出て行くことを意味するでしょうから。

私だったら、第三の選択肢〝頼る〟を試みます。警察や司法の専門家のもとに駆け込んで訴える。たとえばネットなどで調べて、弁護士さんに相談すると思います。
ここまで根深く、深刻なケースでは、もはや「患者としてどう立ち向かうか」というレベルを超えている。自分が潰れてしまう前に、プロの手を借りて自らの生をつなぐことが精いっぱいかもしれません。

差別はいけない。

他人の嫌がることは、してはいけない。

万人が「頭では」わかっているのに、なぜこういったことがなくならないのでしょう。

私は、人間って「××するな」と禁止されると、きっと苦痛なんやと思います。特に、「××」がしたくてたまらない者にとっては。

苦痛から逃れるために、頭ではダメだとわかっていても、禁止された「××」をやってしまう。

たとえば、「夜の街で感染が拡大しているから、接待を伴う飲食店には行かないように」と上からモノを言われても、その手のお店が大好きな人、行きたくてたまらない人にとっては苦痛なだけ。世間から白い眼で見られても、自分が感染するリスクがあっても、他人を感染させるリスクがあっても、行かないことのほうがずっと苦痛だから出かけてしまう。そして見事に、いやいや思いもよらず感染する。

差別してしまう人の精神構造も、ちょっと似ているかもしれません。

社会に余裕がある時は、理性の力で抑え込めていた差別意識が、今回のコロナ禍のような危機に瀕《ひん》するとポンと弾《はじ》ける。

「外に出てはいけない」

「マスクをしないと会話してはいけない」

「人との距離をとらなくてはいけない」

「手を消毒しないで食事をしてはいけない」

様々な禁止や制約にさらされたことも、大きな影響を及ぼしているのではないかと思います。

確実に人に優しくなれない世の中になっているのは間違いないし、社会的弱者であるがん患者にとっても、なかなかに厳しい時代になってきたような気がします。

それでも。

私はやっぱり、偏見や差別がなくなってほしい。

息子が誰かに「あなたの家って〝がん家系〟なんだって？」なんて言われている姿を想像するのは苦しいです。

先日、とある番組でこんな場面を見ました。北海道に生きるひとりの漁師と、その地域に生息するクマとの共生を描いたドキュメンタリーです。人間の生活圏にクマがやって来たのではなく、元来クマが生活していた地域に人間が入り込んだ構図です。

その土地では、人間がクマに襲われたことは、ただの一度もない。その理由は漁師の行動にあったんです。

通常、クマは自身よりも強いと判断した相手には襲いかからないと、彼は語っていました。動物の習性、本能ということなのでしょう。

だから、大声でクマを叱る。「おいっ」とか「こらっ」とか。それも子グマを連れている母グマに対して。もう何年もやり続けているそうです。結果、人間のほうが自分たちよりも強い存在だと学び続けた子グマたちは、成長して大人のクマとなっても、決して人間を襲おうとしない。

これだ‼　とひらめきました。人間も同じじゃないかと。

幼少の頃から学び続けたことは、一生涯身に付くものになると。

周りの誰かが教え示せばいいはずです。この漁師のように。

私ならば、何を示すのか。

「みんなちがって、みんないい」

詩人・金《かね》子《こ》みすゞの『私と小鳥と鈴と』に登場する一節です。

まさに人間の多様性や個性を認めて、重んじて、それを許す思想です。他者への思いやりも込められています。しかも、こんなにシンプルな言葉の中に。

皆さん、この言葉を周囲に、そしてご自分にも示し続けて下さいませんか。この先ずうっと。繰り返し、また繰り返し。

そうすれば何年後か、何十年後か、何世紀後かに、日本、いや世界は変わっているかもしれません。

合言葉は、「みんなちがって、みんないい」。

是が非でもこの光景を、私は目の当たりにしたいです。

いつか、空の上から。

特別編2

緩和ケア　面談ライブ

「緩和ケアは〝治療の手立てがなくなったら〟お世話になるところ」――。

世間では、そんな誤解がいまだに見受けられる。

痛みをコントロールする以外の積極的な治療はしない『緩和ケア病棟』（ホスピス）と、あらゆるがん患者やその家族の、心身のつらさを和らげることを目的とした『緩和ケア外来』は、名称が似ていることもあり、しばしば混同されているようだ。緩和ケアの専門医がまだ少なく、身近ではないことも大きな要因だろう。

だが、言うまでもなく、両者の役割ははっきりと違っている。

特に後者の『緩和ケア外来』は、「病名を告知された直後の混乱している時期から、早めに行けばよかった」と振り返る患者さんは多い。様々な副作用や治療への不安で心が弱っている時に支えられた人もたくさんいる。緩和ケア外来に相談した家族が「支え手」の役割を自覚し、治療効果が高まった例も聞いた。定期的に緩和ケア外来を受診しながら、仕事を続けるステージⅣの患者さんも増えてきた。

まさに、「がんと診断された時からの」緩和ケア外来での面談はどのように行われ、どういった効果が期待できるのか。

そして、がんになった緩和ケア医である著者は、自身の患者体験をどう取り入れ、手助けしているのか。

三重県在住のステージⅣのがん患者・由紀《ゆき》さん（45）にご協力いただき、実際のやりとりを見せてもらった。県内某所で行われた個人的な面談であり、正規の診療行為ではないが、緩和ケアの本質を学ぶ一助となれば幸いである。

【取材／中日新聞・編集委員　安藤明夫《あんどうあきお》】

面談者・由紀さんのこれまでの歩み

１９７４年、三重県に生まれた由紀さんは、短大を卒業後、保育士になった。結婚後も共働きをしながら長女さやかさんを育て、幸せに暮らしてきた。

だが２０１５年、腺様嚢胞《せんようのうほう》がん（ＡＣＣ）が気管支に見つかり、生活は一変。ＡＣＣは、進行は比較的緩やかだが、転移しやすく有効な治療法が確立されていない稀少がんである。抗がん剤で進行を食い止めてきたものの、肺や肝臓などに転移。ひどい咳、腹痛、頭痛、倦怠感《けんたいかん》にも悩まされてきたが、家族や患者仲間に支えられ、アクティブに生活している。

体調が許す限り、がん関係の様々なイベントに出席して学び、三重県がん相談支援センターのピアサポーターにも就任。娘のさやかさんとがんサバイバーで作るフラダンスグループ『チームプルメリア』にも参加し、「病室をハワイにする」を合言葉に笑顔で踊る由紀さんの姿は、多くの患者を勇気づけてきた。

しかし、昨年末、主治医から「薬が効かなくなってきた」と告げられた。

様々な不安や迷いが押し寄せ、体調もさらに悪化。咳込むとなかなか止まらず、咳の圧力で両側の肋骨《ろっこつ》が折れてしまい、くしゃみや鼻をかむだけでも痛む。時には胃液が逆流して嘔吐する。

「急に泣けてきたり、プチパニックみたいな状態でした」と話す。

そんな中、大きな支えになったのは、通院先の信頼する緩和ケア医や、たくましくてあたたかい闘病仲間、そして大橋先生の著書『緩和ケア医が、がんになって』だった。

お気に入りは、『第五章「患者風」吹かせて〜これだけは言いたい！　12のこと』の「⑥夢は消えても目標は持てる」（同書２１０〜２１２ページ）。〈生きていくことにおいて、希望は不可欠だ。夢は遠い希望であり、目標は近い希望だと、私はとらえている〉で始まる項だという。

「『近い目標が生きる原動力』という言葉が大好きで、勇気が湧いてくるんです。本のラストのほうに載っている妻あかねさんの手記にも、自分を重ねて〝家族がいるから頑張れるんだ〟って再確認できるんですよね」

今回の面談にあたって、由紀さんは多くの質問を用意してきたが、思いが溢れ、実際に質問できたのは次の４点だった。

①娘への「終末期」の伝え方
②高齢の親への伝え方
③残される家族への不安
④生きる意味

２０２０年２月６日。
由紀さんと先生の面談は、２時間以上にも及んだ。

①娘への「終末期」の伝え方

「ようこそいらっしゃいました」――。少し緊張気味の由紀さんを、大橋先生の柔《にゅう》和《わ》な笑顔が包み込む。ユーモアを交えた雑談で心がほぐれた由紀さんは、あらかじめ要点をまとめてきたメモを開き、真剣な表情で切り出した。

最愛の娘・さやかさんに、自らの終末期をどう伝えるべきか。発症時、さやかさんは小学校４年生。母親が入院するという寂しさやつらさに耐えながら、６年生の夏休みにはがんに関する30ページもの自由研究をまとめ上げ、新聞やテレビなどに紹介された自慢の娘だ。

現在中学２年生。多感な時期にさしかかったさやかさんに、母として、どう向き合うべきなのか。大橋先生は、由紀さんの目をしっかり見つめながら耳を傾け、その揺れる心情に的確に迫っていった。

※面談のポイントとなる部分は太字にしています

由紀　初めて病院にかかった時、お医者さんからいきなり「腫瘍で気道が細くなっています。窒《ちっ》息《そく》の恐れがあるので、すぐに入院して下さい」と告げられて、娘に説明する時間もありませんでした。後で家族から「お母さんは咳がひどくて入院した」とだけ伝わったようです。そのまま説明する機会がなかなかつかめず、病状について話すのが遅れてしまって。私にも、このまま治ったら説明しなくてもいいかも、なんて甘い考えがあったんですよね。

大橋　わかります。私もそうやったけど、一刻の猶予も許されない緊急入院は、いろんなことが後手《ごて》に回ってしまいますよね。

由紀　はい……。その後、緩和ケアセンター（**脚注1**）のお医者さんに「長期休暇など、時間のある時に伝えては」と勧められてようやく説明できたのは、娘が小5の夏休み中でした。発症から1年半もたってしまったんですけど、わりと気丈に受け止めてましたね。

もっとも、病名を教えればそれで終わり、とはならなかった。がんが次々に転移して、検査や治療でたびたび入院するようになったんです。

前もって入院すると伝えた時には「わかった」とドライに応《こた》えていたのに、前夜になって急に「入院しないで」と泣かれたこともありました。「死なないで」と大泣きされたこともありましたね。そのたびに、「よくなるために大事な治療なんだよ」「いろいろ症状は出ているけれど、すぐに死ぬわけじゃないよ」と、言葉を選んでなだめてきたのですが……。

たとえば、もう合う薬がなくなってきたということを、率直にさやかに伝えるべきなんでしょうか。

大橋　お気持ち、お察しいたします。今の病状は、娘さんにどのように話しておられるのですか？

由紀　病院に行く前に、「今日はCTを撮るよ」とか、「今、抗がん剤治療ができるかどうか、調べてもらってるんだ」とか、必ずサラッと伝えてますね。娘に聞かれる前に、なるべく私から言うようにはしています。
話しているうちに咳込むと、背中をさすってくれるんですよ。**ありがたいと同時に、先立ってしまうかもしれないと思うと、申し訳なくて……。**

大橋　いい娘さんですね。由紀さんの説明を聞いた時の反応は、いかがですか？

由紀　普段通りで変わらないです。「（通院で）遅くなるから、帰ったら鍵を開けて入ってね」と言うと「わかった」って感じで。ただ、遅くなると前の日に伝えてあっても、「今日は遅くなるんだよね」と、再確認してきたりすることもあります。
病気になる前は私も働いていたので、母親が家にいないことには慣れているはずなんですが。**やっぱり寂しいのか、それとも、親がいないと自由にできるからうれしいのか、よく**

わからないんですけど……。

大橋　（身を乗り出して）先ほどの話を伺うと、娘さんとは強く結ばれているように思えるのですが。お気持ちが「わからない」とは少々意外ですね。直接聞いてみたことはありますか？

由紀　（少し考え込んで）直接はないんですけど、以前、テレビの取材があった時に、インタビューを受けた娘が「心配で不安になる」って答えていて。そうか、心配だったんだな……と。

大橋　テレビの取材とはいえ、「心配」とおっしゃったんですよね。その言葉の通りなんじゃないかなぁ。仕事でお母さんが家にいないのと、病気の治療でお母さんが家にいないのと、娘さんにとっての意味合いは絶対に違うはず。由紀さん、どう違うと思いますか？

由紀　（即座に）母親が本当にいなくなってしまうかもしれない――ってことでしょうか？

大橋　（深く頷《うなず》いて）病気のないお母さんと、闘病している今のお母さん。娘さんにとって、お母さんの存在する意味、そのものが違っているんやないでしょうか？　だから、心配して

いるはずです。でも、うちもそうやけど、子供ってなかなか言わないんですよね、不安や心配を。
ここは一個人の感想として聞いてほしいんですが、私は家族が気にしたり、心配したりするのは当たり前やし、無理のないことやと思ってるんです。

由紀　確かにそうですよね。ただ、今まで病状や治療についてはだいたい伝えてきたけれど、あんまり怖がらせてもいけないな、とも思っていて。もう治療がなくなったとか、そういう状況になった時の伝え方に悩んでます。
最初に病名を伝えた時、さやかは「教えてくれてよかった」と言ってくれたんですよ。でも、**隠していた1年半のことは激しく怒られました。**

大橋　（一瞬、視線を鋭くさせて）**激しく怒られたんですね。**

由紀　はい。がんがどんなものなのかまでは、よくわかっていなかったでしょうけど、**家族の中で自分だけが知らされていなかったことには、すごく怒りました。**

大橋　だったら、これからのことはどうですか？　**娘さんは当時まだ小学生やったけれど、自分だけ教えてもらえなかったことに対して、激しく怒ったんですよね。先ほど、伝え方に悩**

んでおられると話しておられましたけど、今後はどうですか？

由紀　やっぱり、話したほうがいい……でしょうね。

大橋　私もお話しになるほうがいい、と思いますね。

②高齢の親への伝え方

由紀さんにとってある意味、娘さん以上に心配なのは、近所に住んで子育ても手伝ってくれたお母さんの存在だ。入院中も孫の世話を買って出てくれて、安心して任せられた。でも、――いや、だからこそ、病気や治療の情報を十分に伝えてこられなかったと由紀さんは言う。年齢的にも、娘さんとは理解度が違うだろう。今後、どう接していけばいいのか。

大橋先生は、由紀さんの言葉をじっくり聴き取り、深く頷きながら整理していった。

由紀　目下、一番の悩みなんです。私も、もし子供が命に関わる病気だったら、「どうしてうちの子が――。できることなら代わってあげたい」と嘆くはず。母も、私の病気をいまだに受け入れることができないのではないか、そんな気がしています。言葉を選ぶのがとても難しくって。

乳がんや肺がんなら、母もある程度イメージできるでしょうけど、「腺様嚢胞がん」とか「ACC」とか言われても、どこまで理解できるか。さらに「治療法がなくなった」とか、「最期は在宅か、緩和ケア病棟か迷っている」なんて話したら、計り知れないショックを与えそうで。それでも、はっきり伝えたほうがいいのでしょうか？

大橋　（由紀さんの目をじっと見つめながら）今まで、お母さんとお話はされてきましたか？

由紀　いちおう報告だけはしています。ここ2年ぐらい、骨や肝臓に転移したり、肺に多発転移したり、ずっといい話がないので、母も落ち込んでいるんじゃないかと。**患者さんたちも、どうやって親に伝えていいか、悩んでいる方が多いんではないでしょうか。**

大橋　**実際に、そういった方が周りにおられますか？**

由紀　**親には病気を伏せている友達もけっこういますね。**ご主人や子供たちには伝えているけど、入院を含めて親御さんには言っていない。助けも借りていない。**みんな、年老いた親に心配をかけたくないんだと思います。**

大橋　確かに、私が関わっていた患者さんでも、親に病気のことを伝えていないという人が、わりといましたね。この前参加した会合でも、AYA《アヤ》世代（脚注2）の若い方が**「親に話すのが一番遅くなった。どう伝えていいか、すごく悩んだ」って話しておられました。**

由紀　（大きく頷いて）その気持ち、とてもよくわかります。**迷って悩んでいるうちに、時間がたってしまうんですよね。**

大橋　**親御さんに病状をすべて伝えるか、伝えないかという問題に正解はありません。やっぱり、ご本人次第。由紀さんがどうするか、どうしたいかがすべてではないかと思いますね。**私にも、自分なりの考えがありますよ。でも、患者さんに「こうして下さい」と申し上げるつもりはありません。なんか冷たい言い方に聞こえるかもしれないけど、やっぱり自分がどうするかを考えるのが一番かな。**親に言わずに亡くなるってことでも、それはそれでいいと思います。**

由紀　**自分の出した結論こそが、すべてなんですね。**

大橋　はい。それが正解やと、私は思いますよ。

③ 残される家族への不安

病と向き合いながら社会生活を送るがん患者が増える中、治療と仕事の両立は大きなテーマになってきた。ただ、患者を支える家族の苦しみや生活の大変さについては、まだまだ光が当たりにくい。

由紀さんから、夫への負担や家族が抱くであろう悲しみを聴き出した大橋先生は、軽妙かつ率直な話術を交えて彼女の不安を取り除いていった。

由紀　主人はいつも、私の受診に付き添ってくれます。**以前、たまたま行けなかった時に再発を告げられたことがあって、主人はすごく後悔したんです。最近は治療や検査で通院が頻繁《ひんぱん》になってきたので、そのたびに有休を取ったり、土日に出勤したりしています。付き添いから戻った後で、夕方6時頃から出社することもあります。**〝また休んでると思われるのでは〟と周囲の目が気になるみたいで。

大橋　**奥さんが病気にかかっていることだけでも苦しいでしょうに、ご主人は本当によくやっておられますね。**職場にどんなふうに申し出て休みを取るべきか悩みつつ、付き添いから帰宅後の夕方に出勤したりして、次にまた有休を取りやすいように、ご本人なりに努力されている。なかなかできることではないですよ。

話は少しそれるけど、**育休や介護休暇なんかは取りやすい職場なんですか？**

由紀　会社の福利厚生はわりとしっかりしていて、心の病気で長期間休んでも、辞めさせられたりはしないみたいです。ただ、**うちの場合、介護休暇は、最後の最後にとっておきたい。ぎりぎりまでは使いたくないんです。**私がもう長くはないことは夫も理解しているけれど、その後も生活は続くし、家のローンも残っている。娘の教育にもまだお金がかかります。この年齢で別の会社に変わって、同じお給料をもらうのは難しいし、今の仕事を辞めるわけにはいきません。辞めさせられるわけにはいかないんです。

家族が一番つらいだろうな、と思います。もちろん病気の本人もつらいんだけど、つらさの種類が違う、というか。見送った後も、ずっと家で泣いているわけにもいかないし、生活は続いていく。**少しでも気持ちを楽にしてくれるようなグリーフケアなんかを見つけて、活用してくれればいいんですが、実際にかかるのは難しいだろうなって。**

大橋　（視線を鋭くさせて）**ご家族がグリーフケアに実際にかかるのは難しいだろうなって、由紀さんは思うんですね。**

由紀　（小さく頷きながら）今、お世話になっている病院の緩和ケアセンターは、「遺族も来てくれていいよ」って言ってくれます。でも、平日はなかなか休めませんよね。**相談先を探すより、私の死を受け止めるほうが大変なんじゃないかなって……。**

（何度も頷く大橋先生。無理に先を促さず、由紀さんの次の言葉をじっと待つ）

由紀　今からそんなこと考えてもしょうがないですよね。先生のご本からお言葉を借りれば、**〝まだまだしぶとく生きなくちゃ〟、そう思ってはいるんですけど。**

大橋　（ニッコリして）お読みいただきありがとうございます。なんか、申し訳ないような言い方になってしまうんやけど、**私自身は由紀さんのような気がかりは、まったくないんですよ。**

女親、男親の違いはあるんかもわかりませんが、もし今、息子が中学生だったとしても、たぶん同じ気持ちやったと思う。私が死んだ後もしっかり生きていってほしいから、今は厳しいこともガンガン言いますよ。だけど、**自分が死んだ後のことまでは、気にしてない**

んです。

由紀　えっ⁉　そうなんですか？　気にならないんですか、先生は。

大橋　ええ。私の親父は、悪性リンパ腫で逝ったんです。十年来、抗がん剤治療を続けながら、途中でおやじは腹を括ったんでしょうね。葬儀には誰を呼ぶかとか、こいつは呼ばんでええとか、いろいろ指示されて仏壇も用意しました。もちろんいい面もあったけど、亡くなった後は、けっこう大変でしたね。ああ、あの人に連絡しなきゃ、とか、もうバタバタ。故人を偲《しの》ぶなんてもんじゃなかった。だから、**もしも自分の番が来たら、「あとは煮るなり焼くなり好きにしてくれ」って感じなんですよね。**その分、楽ですよ。かっこよく言えば、家族にゆだねるってことかな。

由紀　**家族に、ゆだねる……。**

大橋　そうです。死んだ後のオレのことは、生きているあなたたちに任せるよって。**ここで大事になってくるのは、家族以外の存在です。由紀さん、まずは周りで話を聴いてくれそうな人を早めに見つけて、何でも相談できるようにして下さい。**今よりもっとしんどくなった時には、なかなか探せないので。

患者さんのご家族と面談していて、よく、こんな言葉を耳にしました。「何かしてやりたいんやけど、何もできないんです」って。**「思い」や「感情」がどうしても入ってしまう身内に聴き役や相談役を求めるのは酷。身近すぎず、ある程度客観的に話を聴いてくれる人がカギとなります。**これは、一患者としての意見です。

由紀　**家族だからこそ、難しいことってあるんですね。**すごく参考になります。

④ 生きる意味

いよいよ面談は、由紀さん自身の終末期についての話題へ。表情を曇らせることもなく、淡々と語る由紀さん。大橋先生も、ごく自然体で受け止めている。

答えを出すことよりも大切なのは、「聴くこと」。まさに、傾聴の真骨頂《しんこつちょう》である。

先生は自らの実体験を明かしつつ彼女の心の痛みに迫り、ついに、その背中を押した。

由紀　今は歩けるし、動けるし、話せるし、家族もいます。でも、たとえばこの先、がんが進行していくと、食べることも動くこともできなくなって、家族と一緒にどこかに出かけるのも叶わなくなってしまうでしょう。**「あとは死を待つだけ。何を目標にしたらいいのか。生きる意味があるのかな」って、がん仲間も話してました。**「テレビはグルメ番組ばかり。もう私は食べられへんのに。見たくないわ」――って。言葉がなかったです。

大橋　**その方は、由紀さんにとってどんな方ですか？**

由紀　**友達です。元気づけるためというより、会いたかったから会いに行って、ただひたすら話を聴きました。「最期は宗教なのかな。信仰するものがあれば、気持ちが救われるのかな」って言っていたのを覚えています。その後、旅立って……。**

（しばし沈黙が流れる。由紀さんの心境を思い、大橋先生は静かに天を仰《あお》いだ）

大橋　生きる意味――そうでしたか。でも、**無理に答えようとしなくてよかったんやないでしょうか。**同じ立場なら、私も答えようとしないと思います。むしろ、**今のお話の中にこそ、由紀さんの今後につながるヒントがある気がします。**

由紀　今後の、ヒント……？

大橋　**お友達は、由紀さんに話を聴いてもらううちに、気持ちが救われる手段として、「宗教なのかな？　信仰なのかな？」と思い始めた。**旅行に行くとか美味しいものを食べるとか、ただ楽しい類《たぐい》のこととは違う「救い」を見出した。**自分から、です。**

由紀　**自分から探り当てた、ということでしょうか。**

大橋　その通りです。**生きる意味って、最終的には自分で見つけるしかないんですよね。**
病を得る前、体重１００キロ台だった頃の私は、「いっぱい食べること」こそが自分の存在そのものでした。ほとんど食べられなくなった今は、もうあきらめている。でも生きることはあきらめていません。
先日、東京に向かう途中の新幹線の窓から富士山が見えました。きれいやったです。私はスピード狂やったから、高速道路でも、猛スピードで走っていました。もちろん、公《おおやけ》には制限速度内で。そうすると、富士山はよく見えるけれど、道ばたに咲く小さな草花は、絶対に目に入らないんですよ。
がんになる前の生きる意味が、富士山を見て感動することやったとすれば、今の生きる意

味は、道ばたに咲いている草花に、「あっ。こんなちっぽけな花、きれいに咲いてたんや」と喜びを見出すことなのかも。それが新たな生きがいなんです。

由紀　がんにならなかったら、目の前の大きな富士山にばかり気をとられて、野の花の可憐な美しさに気付けなかったんですね。

大橋　（深く頷いて）病気になってから本を出したりしたことで、「いいよね、新しいことにチャレンジできて」って言われることがあるけど、決して新しいことにチャレンジしているわけやない。見向きもしなかった小さなことに目を向けるようになり、それに満足できる自分を見つけたことやと思ってるんです。
動けなくなり、食べられなくなったら、できることって限られてくる。だけど、その時にも、できる何かはあるはずなんです。ちっぽけなことかもしれへんけど、それこそが生きる目標になるんです。
でも、具体的にどんなことなのかは、前もってわかるものではありません。予習できるものでもない。ベッドで寝たままでＯＫな趣味を持とうとか、そんなん前もって準備できないでしょう？

由紀　確かに、「前もって」なんて絶対無理ですよね。

大橋　**やっぱり周りの人の話を聴いて――、たとえば医療者とのコミュニケーションの中で、新たな意味を見つけていく可能性が高い気がするんですよ。**
先ほどのお話に戻ると、由紀さんはすごく上手にお友達から気持ちを聴いておられた。だから、「(最期の救いは)宗教なのかな？　信仰なのかな？」という思いがその方に芽生えたんやないでしょうか。いえ、決して「最期の時には宗教にすがりましょう」と申し上げているわけではないんですけどね。
この価値観の発見は、医療者向けの言葉で言い換えると、「生きる意味の回復」といいます。他でもない、自分自身が見つけるしかない。でも、ひとりでは無理。周りの誰かの助けを借りながら探せたら、それこそ動けなくなっても、今までできたことができなくなったとしても、生きる意味を見出せるはずだ、と。

由紀　なんだか希望が持てます。**私にも生きる意味が見つけられそうな気がしてきました。**

大橋　それはよかった。**たとえちっぽけなことでも、その時、その人ができる精いっぱいのことは何なのか。そこからしか、新しい生きがいを探すことはできません。前のように生きがいを見出すことはあきらめたとしても、生きること自体をあきらめているわけやない。そうやって私も生きているし、生きていきたいです。**

由紀　**安心しました。終末期をどう過ごしていけばいいか、ずっと気がかりだったんです。家族に迷惑をかけるだろうし、心配でたまらなかったけど、生きる意味はきっと見つかると思ったら、心配しなくていいかなって。**先生、話を聴いて下さって、ありがとうございました。

大橋　由紀さんが安心したと言って下さって、すごくうれしいです。わたくしこそ、ありがとうございます。

由紀　厳しい状況のがん友達が、もっともっと緩和ケアにつながってほしいと、いつも願っています。今度の本も、大きな支えになるはずです。**私も、出版までしぶとく生きます。**

【脚注】

1　がん対策推進基本計画（２０１２年閣議決定）により、「がんと診断された時からの緩和ケアの推進」が重点課題となった。各地のがん診療連携拠点病院には、緩和ケアチーム、緩和ケア外来などの専門医療体制が少しずつ整備されていった。

2

AYA＝Adolescent and Young Adult（思春期および若年成人）の略で、15歳から39歳くらいまでの世代を指す。この世代のがん患者は、学業や進学、就職、恋愛や結婚、妊娠・出産など、他の世代にない悩みを抱えることが多い。

おわりに

ジストを患う前の私の夢は、病院を定年退職後、ヨメさんと全国を車で旅しながら老いを生きることでした。

その日を夢見てコツコツ貯めた先立つモノを頼りに、国産でええから2人乗りのスポーツカーを手に入れる。ヨメさんを隣に乗せて、目的地も決めないでハンドルを握り、土地の名物や絶景を楽しみつつ、自由気ままに旅の風に吹かれる。ホテルは贅沢《ぜいたく》やから、車中泊。夜はふたりで満天の星を眺めながら、「ああ、これまで頑張ったご褒美《ほうび》や」と大満足で眠りにつく。

――そんなささやかな夢も、今となっては文字通りの「夢物語」。せめて、今度生まれてきたら、ぜひとも叶えたい。そう話す私に、ヨメさんは決まってこう言います。

「今度、ふたりとも人間に生まれてくるとは限らんよね」

そんな、つれないことを（笑）。

ただ、彼女の言葉は当たっています。

人間、今生《こんじょう》は1回きり。起こってしまったことは、決して後戻りできません。日本を、世界を恐怖に陥《おとしい》れた新型コロナウイルスは、東京五輪を吹き飛ばし、たくさんの方の生活様式を激変させました。

私も変化を余儀なくされたひとりです。

仕方のないこととはいえ、講演会や研修会がひとつ、またひとつとキャンセルされていくのはつらかった。しんどかった。人間好きな私にとって、皆さんとお会いするのは仕事と同じぐらいの生き甲斐ですから。

どうしよう……。毎日、途方に暮れていました。

しかし、人間なる生き物は、どのような状況であれ、生きる術《すべ》を見つけようとするものです。何はともあれ、生きたいから。

さて、どうしたか。

なんと今夏、〝超〟がつくほどにＳＮＳ音痴、しかも終活で携帯電話も手放したこの私が、インターネットでビデオ会議ができるＺｏｏｍを始めたんです！　さらには、Ｆａｃｅｂｏｏｋも‼

もちろん、設定なんかはちんぷんかんぷんやから、すべて友人にお任せ。でも、教えられるままに恐るおそる挑戦してみたら、これがまた、どちらもメチャクチャ面白かったんです。

家にいながらにして、誰かと出会える。初会も再会も。さらには北海道から沖縄、なんなら世界中の方と、画面を通した形とはいえ、つながることができる。動画を載せたりするのはまだ無理やけど、文章や写真なら投稿できるようになりました。うれしい！

この画期的現象を、生きている限り続けていきたい。「いいね！」依存症にかからぬよう。そして、たとえ私の投稿やコメントに対して「あかん」と言われたり「無視」されたとしても、決して目を背けることのないように。

相変わらず失敗の連続やけど、ＺｏｏｍとＦａｃｅｂｏｏｋには、今も多くの素晴らしい出会いを頂戴しています。これを新たな支えとして、がんを生きていきたい。

だって、がんはともかく、コロナには負けたくないから。

ジストを発病してから2年余。これを書いているまさに今日、「足し算命《いのち》」５０８日になりました。

肝臓転移が発覚した２０１９年４月８日を第１日として、生きられた日を１日、また１日と積み上げていった、足し算命。当初は２桁突破も危ぶまれたのに、気付けば３桁となり、そして３６５日も超え……今、私は確かに生きています。

これも、数え切れない応援を皆さんよりいただいたからに他なりません。

心より、篤《あつ》く御礼申し上げます。

まずは何と申しましても、今回の刊行にあたり、講演会終了後のアンケート等で数々の質問を寄せて下さった患者さん、ご家族、医療者の方々。想像を絶するような苦しみを抱える中で私を頼って下さったこと、大変光栄で、ありがたかったです。

また、豊富な人脈を駆使してご質問の取りまとめに奔走し、取材もこなしていただいた中日新聞の編集委員・安藤明夫さん。過酷なジストを生きる私を、いくつもの貴重な出会いへと導いて下さった朝日新聞記者・高橋《たかはし》美佐子《みさこ》さん。勝手ながら、私はおふたりを「友」と思っております。

さらに、医療者としてのケアや、患者としてがんを生きる術を今も私に示して下さるＮＰＯ法人「対人援助・スピリチュアルケア研究会」の村《む》田《ら》久行《ひさゆき》先生。同僚として、一がん患者として、常にあたたかく気にかけてくれる海南病院の医療スタッフの皆さん。このコロナ禍にあって心が折れずに治療を続けられ、非常勤の仕事も勤められているのは、皆さんのお力添えのおかげです。

そして、最愛の妻・あかねと、大切な息子・広将。

いつも、オレのわがままを大らかに受け止めてくれて、ありがとう。

お前たちがいてくれるからこそ、オレはがんを生きられる。

明日も、ずっとこの先も、生きていたい。

お前たちと一緒に、ずっと。

最後に、この本を読んで下さった皆さん。

改めて、深く御礼申し上げます。

ありがとうございます。

もしも許されるのであれば、皆さんにひとつだけお願いがあります。

著者としては、できるだけ多くの方にこの本を手に取ってほしい。可能であれば、おひとり1冊。そうすれば1億２０００万部の国民的大ベストセラーです——というのは聞き流してもらって（笑）、どうか、読まれたらいったん、この本のことは忘れてほしいのです。

むしろ、「こんなん、オレには当てはまらんかったわ」「私とはちょっと、考え方が違《ちご》てるなぁ」というご感想こそ大歓迎。「当てはまらない」「考え方が違う」と思われた、その先が大事やからです。

じゃあ、自分はどうしようか。

今できる最善の中で、どうやってベストな道を見つけていこうか。

すべての「生きる」は、そこからしか始まりません。

答えは、自分の中にあるのです。

この本が、皆さんの「心の傾聴」を促す一助となることを願ってやみません。

夢は消えても、目標は持てます。

いつかどこかで、皆さんとつながれることが、今の私の新たな目標です。

その日まで、存分に患者風を吹かせて、生きていこうじゃありませんか。

言わずもがな、お互いに、しぶとく‼

2020年8月

大橋洋平

大橋洋平

(おおはし・ようへい)

1963年、三重県生まれ。三重大学医学部卒業後、総合病院の内科医を経て、2003年、大阪市の淀川キリスト教病院で1年間、ホスピス研修。翌04年より愛知県のJA厚生連　海南病院・緩和ケア病棟に勤務。08年よりNPO法人「対人援助・スピリチュアルケア研究会」の村田久行先生に師事し、13年度から18年度まで同会・講師。医師生活30周年の18年6月、稀少がん「消化管間質腫瘍」(ジスト)が発見されて手術。抗がん剤治療を続けながら仕事復帰し、同年12月、朝日新聞「声」欄に過酷な闘病生活を綴った投稿が掲載されて大反響を呼ぶ。19年8月、初の著書『緩和ケア医が、がんになって』(双葉社)を出版。現在も講演や執筆活動で自身の経験や想いを発信している。

Facebook

https://www.facebook.com/profile.php?id=100053407024085

ブックデザイン　泉沢光雄
カバー写真　花井知之
取材協力　安藤明夫(中日新聞社・編集委員)
構成・編集　湯口真希(双葉社)

本書は書き下ろしです。

がんを生《い》きる緩《かん》和《わ》ケア医《い》が答《こた》える
命《いのち》の質《しつ》問《もん》58

2020年9月20日　第一刷発行
2021年11月24日　第四刷発行

著　者　大《おお》橋《はし》洋《よう》平《へい》

発行者　島野浩二

発行所　株式会社　双葉社
〒162-8540 東京都新宿区東五軒町3-28
電話　03-5261-4818(営業)
　　　03-6388-9819(編集)
http://www.futabasha.co.jp/
(双葉社の書籍・コミック・ムックが買えます)

印刷所　中央精版印刷株式会社
製本所　中央精版印刷株式会社

ISBN 978-4-575-31573-8　C0095